Nelting, Hesse, Schaaf (Hg.)
Tinnitustherapie – mit Leib und Seele

Reihe
Tinnitus-Bibliothek
Bd. 2

Manfred Nelting,
Gerhard Hesse, Helmut Schaaf
(Herausgeber)

Tinnitustherapie –
mit Leib und Seele

mit Beiträgen und unter Mitarbeit von

Werner Eschler, Gerhard Hesse, Hedwig Holtmann,
Susanne Kleine, Elke Nelting, Manfred Nelting,
Franz Jürgen Rienhoff, Helmut Schaaf,
Susanne Schneider, Petra Speth, Ute Spitzer,
Lydia Thimm, Christine Wöhrmann

Geleitwort von Hildegund Heinl

Profil

Anschriften der Autoren:
Psychosomatisch und neurootologisch orientierte Tinnitusklinik Grosse Allee
Grosse Allee 3
D-34454 Bad Arolsen
http://www.Tinnitus-Klinik.de

Die Deutsche Bibliothek - CIP-Einheitsaufnahme
Tinnitustherapie - mit Leib und Seele / Manfred Nelting ... (Hrsg.).
Mit Beitr. und unter Mitarb. von Werner Eschler ... Geleitw. von
Hildegund Heinl - München ; Wien : Profil 1998
   (Reihe Tinnitus-Bibliothek ; Bd 2)
   ISBN 3-89109-438-9
NE: Nelting, Manfred [Hrsg.]; Eschler, Werner; GT

© 1998 Profil Verlag GmbH München Wien
Lektorat: Dr. H. J. Kagelmann
Umschlagabbildung: Renate Goer, Berlin
Satz: Computersatz Wirth, Regensburg
Druck und Bindung: Druckhaus Erdl, Trostberg
Printed in Germany
ISBN 3-89109-438-9

Geleitwort

Tinnitus ist ein Leiden, das trotz der Fortschritte der modernen Medizin nichts von seiner Aktualität verloren hat. So freue ich mich, daß Manfred Nelting und seine Mitherausgeber Gerhard Hesse und Helmut Schaaf ein Buch vorlegen, das sich der Behandlung dieses Leidens widmet. Besonders freut es mich, daß sich die Autoren nicht nur in der Beschreibung von Tinnitus als einer in vieler Hinsicht noch unverstandenen Krankheit erschöpfen. Sie lassen nicht nur dem Leiden an sich, sondern ebenso dem Leidenden ihre Aufmerksamkeit, ihr Verständnis, ihre mitfühlende Sympathie zukommen.

Als Psychosomatiker sieht Manfred Nelting Tinnitus nicht nur als eine Krankheitsform, er nimmt auch den an dieser Krankheit leidenden Menschen in seinem gestörten seelisch-körperlichen Gleichgewicht in seiner wechselwirksamen Bezogenheit zu seiner Lebenswelt gegen den Hintergrund seiner Lebensgeschichte wahr. Aus dieser Sicht des individuellen Krankheitsgeschehens haben Herr Nelting und Herr Hesse ein Team von Therapeuten um sich versammelt, die mit ganz unterschiedlichen therapeutischen Ansätzen arbeiten. Im interdisziplinären Gespräch wird ein Behandlungsplan für jeden einzelnen Patienten erarbeitet. So wird der Patient in der individuellen Ausgestaltung seines Leidens gewürdigt und seinen Belangen im therapeutischen Prozeß Rechnung getragen.

So ist dieses Buch nicht nur ein Begleiter für Ärzte, sondern auch ein hilfreicher, tröstender, ja die Einsamkeit überbrückender Ratgeber für Tinnituskranke. Es strahlt eine Menschlichkeit aus, wie ich sie mir für die Medizin der Zukunft wünsche und eine Unmittelbarkeit, die beispielhaft ist.

Ich wünsche diesem Buch, daß es zur Linderung des Tinnitusleidens beitrage und viele Menschen erreichen möge.

Hildegund Heinl   Wackernheim, im Juni 1998

Inhalt

Anhang

Vorwort und Einführung

Manfred Nelting

Dieses Buch steht für sich, ist aber durchaus auch als Folgeband unseres Buches „Tinnitus: Leiden und Chance" (1997) zu sehen. Der Titel „Tinnitustherapie – mit Leib und Seele" soll den belebten Körper in den Vordergrund rücken, zeigt aber auch in aller Klarheit die Erweiterung der Sichtweise in der Therapie.

Wir behandeln, wie wir bereits im ersten Band dargestellt haben, keine Innenohrschnecke, sondern einen Menschen, der unter Tinnitus, Hyperakusis* und evtl. auch Schwerhörigkeit leidet. Und doch wünschen sich viele Patienten eigentlich eine Reparatur der Innenohrschnecke. Sie sind anfänglich sehr unglücklich, wenn die Ärzte das „noch" nicht können oder sehr ablehnend, wenn Therapeuten für sie zu „breit" fragen: Was haben mein Bauch, meine Wirbelsäule oder gar meine Seele mit meinem Innenohr zu tun?

So einfach, praktisch und berechenbar es wäre, der Mensch ist aus therapeutischer Sicht keine Maschine, auch keine ganz komplizierte Supermaschine mit einem Supercomputer. Der Unterschied zwischen dem lebendigen und toten Körper ist jedem klar und doch so schwer erklärbar. Meist erklären wir dieses mit dem Wirken einer „Seele". Wir kennen die Seele aber nicht als Extrateil, wir können sie nicht anfassen wie den Körper. Sie ist uns aber doch gegenwärtig in Gefühlen, in der Wahrnehmung, im Befinden, vielleicht auch in dem, was wir „Ich" und „Du" nennen.

Der Mensch besteht aber nicht aus zwei separaten Teilen, Körper + Seele, sondern Körper und Seele sind eine Einheit, sie erscheinen im lebendigen Menschen wie zusammengewebt. Durch eine rein naturwissenschaftliche Betrachtung würde der Mensch als lebendiges Gegenüber verblassen, während er bei rein psychologischer Betrachtung als lebendige Struktur ausgeblendet würde.

Der Mensch ist aber auch als Körper-Seelen-Gewebe noch unvollständig gesehen, denn er steht im Austausch mit der Umwelt, z. B. über Nahrung, Beziehung, Sinnesreizung oder Bewegung. Und dies läuft immer alles gleichzeitig ab von der Keimzelle bis zum Alter.

Diese jeweilige Umwelt wird von jedem Menschen individuell unterschiedlich empfunden, z. B. als freundlich oder feindlich, ansprechend oder uninteressant und von jedem individuell organisiert, z. B. geregelt oder chaotisch. Abenteuer werden gesucht oder Überraschungen, so gut es geht, vermieden. Der gleiche Mensch wird von dem einen gerne gemocht, vom anderen abgelehnt; die Rose ist für den einen die Königin der Blume, für den anderen ein dornenhaftes Schmerzerleben. Wir wissen nicht, ob die Empfindung „grün" bei allen Menschen gleich ist. Weiterhin unterscheidet sich die Welt für Pessimisten und Optimisten, und über Geschmack läßt sich bekanntlich trefflich streiten.

Offensichtlich hat jeder „seine" Umwelt in Kopf, Körper und Seele und steht in subjektivem Bezug und Austausch mit seiner Umwelt. Diese Lebenswirklichkeit ist für jeden Menschen gewachsen durch Einflüsse von außen und sein eigenes Wirken. Der erwachsene Mensch hat also seine Geschichte, er ist kein unbeschriebenes Blatt, wenn *Tinnitus* plötzlich oder allmählich auftritt.

So wird dann deutlich, daß z. B. der Tinnitusverlauf auch von der bisherigen Lebensgeschichte abhängen kann und daß individuelle Strategien und Reserven zur Verfügung stehen, um mit dem Tinnitusproblem umzugehen. Die Vorgeschichte kann aber auch Belastungen enthalten, die den Tinnitus mitbedingen oder der Tinnitus kann sogar als (wahrnehmbare) Spitze eines Eisberges (verborgener Probleme) auftreten, sein Auftauchen ein Signal sein, daß Belastungen im Leben zu groß werden.

Die Lebenszusammenhänge sind daher oft verwickelt und verworren, das eigene Lebenspuzzle ist für den Betreffenden selbst meist schwer zusammenzusetzen. Außerdem fehlen immer einige Puzzleteile (die nicht im Bewußtsein sind) oder ihre Bedeutung ist erst nicht sichtbar (womit hat dieses Körpersymptom zu tun?), und manchmal ist es wie bei einem 3-D-Bild, wo das Bild erst mit Spezialbrille oder einer besonderen Sehtechnik sichtbar wird (das ist die Therapie).

Um verständlich zu machen, warum und wie die Arbeit mit dem lebendigen Körper zur Tinnitustherapie gehört, werden wir zuerst den *akustischen Anfang des Lebens* betrachten (Kap. 1), danach die neurophysiologische und psychische *Entwicklung des Menschen* (Kap. 2). Dabei werden wir uns naturgemäß auch den anderen Sinnen des werdenden Menschen zuwenden, um zu verstehen, wie diese zusammen mit der Bewegung, der Sprache, der Vorstellung und den Gedanken ihre Bedeutung für das Hören und das Tinnitusgeschehen haben. Es folgen Gedanken und Beispiele zur *akustischen Realität* allgemein und bei einzelnen Betroffenen vor dem Auftreten des Tinnitus und dann im Leben mit dem Tinnitus (Kap. 3).

Dieser erste Teil stellt die Grundlage für Ansatzpunkte von Körpertherapien dar, die wir aus unserem Klinikalltag nehmen und exemplarisch in einzelnen Kapiteln darstellen möchten, so die *spezielle Hörtherapie* (Kap. 4), das *Gleichgewichtstraining* (Kap. 6) und ein zusätzliches Kapitel zum *psychogenen Schwindel* (Kap. 5) die *manuelle Therapie* (Kap. 7), die *Körperarbeit mit Tai Chi/Qi Gong* (Kap. 8 und 9), und die *körperorientierte Psychotherapie* (Kap. 10).

Diese Therapien werden zum Teil auch an Beispielen von schwerkranken Patienten aus unserer stationären Behandlung dargestellt. Dabei soll aber gleich betont werden, daß die *stationäre* Behandlungsnotwendigkeit nur bei chronisch komplexem Tinnitus mit (drohender) Dekompensation gegeben ist, also dann, wenn bei hohem Leidensdruck ambulant nicht oder nicht mehr behandelt werden kann, was glücklicherweise nur einen kleinen Teil der Patienten mit chronischem Tinnitus betrifft. Die große Mehrzahl kann mit geeigneten ambulant/teilstationären Maßnahmen gebessert bzw. in die Geräusch*habituation* geführt werden. Diese ambulanten Behandlungsmöglichkeiten gibt es noch zu wenig, sie müssen in Zukunft flächendeckend in der gesamten BRD in hohem Standard angeboten werden.

Ein spezielles Kapitel über die Erstbehandlung von Tinnituserkrankungen zeigt die große Bedeutung der *therapeutischen Erstkontakte* (Kap. 11). Abgerundet wird dieser zweite Teil mit der exemplarischen Darstellung der *therapeutischen Teamarbeit* in unserer Klinik bei einer Patientin mit einer speziellen schwierigen Krankheitskonstellation (Kap. 12).

Wir wissen, daß nicht alle der hier dargestellten Sachverhalte für Patienten leicht zu verstehen sind. Im Interesse der Verständlichkeit mag andererseits auch für Therapeuten hier und da die gewohnte Präzision im Gebrauch der Begriffe verschwimmen. Dies läßt sich wohl bei einem Buch, das sich gleichermaßen an Patienten, Interessierte und Therapeuten wendet, nicht vermeiden. Vielleicht trägt dieses Buch so aber auch zu einer gemeinsameren „Sprache" bei.

Wir möchten alle Leser bitten, so ausgiebig wie nötig vom *Glossar* am Ende des Buches Gebrauch zu machen. Die dort erklärten Fachausdrücke sind jeweils im Text mit einem Sternchen (*) gekennzeichnet. Am Ende der Kapitel oder Unterkapitel sind Hinweise im Sinne weiterführender Literatur auf Autoren von Fachliteratur gegeben, die im Literaturverzeichnis alphabetisch aufgeführt ist. Sie dienen nicht nur als Quellennachweis, sondern sollen auch deshalb genannt sein, da viele der Autoren dieser insbesondere für Therapeuten sehr empfehlenswerten Bücher uns mit ihrem Wissen beim Schreiben des vorliegenden Buches sehr gefördert und inspiriert haben. Therapeuten verweisen wir auch auf unsere bisherigen Veröffentlichungen und Fortbildungskurse.

Darüberhinaus werden wir mittelfristig auch die Ergebnisse unserer Forschungsarbeit darstellen. Insbesondere durch Verlaufskontrollen über mehrere Jahre nach stationärer Behandlung läßt sich die hohe Wirksamkeit und der anhaltende Therapieerfolg unserer stationären Behandlung nachweisen.

Vielen, die an diesem Buch mitgewirkt haben, ist zu danken. Besonders herzlich möchten wir *Frau Dr. Heinl* für das ermutigende Geleitwort danken. Ich darf mich glücklich schätzen, seit einigen Jahren zu dem psychosomatischen Fortbildungskreis um Hildegund Heinl, eine der großen, kreativen Persönlichkeiten der neueren Psychosomatik in den letzten Jahrzehnten, zu gehören. Frau Heinl hat meine psychosomatische Sehweise des Menschen, seiner Begegnungen und seiner Wahrnehmungen der Welt durch die Sinne entscheidend mitgeprägt und so auf die psychosomatische, integrative Therapie, Konzeption und Therapie-Atmosphäre in der Tinnitus-Klinik und sicherlich auch auf das vorliegende Buch einen guten und erfrischenden Einfluß gehabt. So ist es meinem Klinikpartner Herrn Dr. Hesse und mir auch gelungen, die HNO-Heilkunde und Neurootologie mit der Psychosomatik auf sehr fruchtbare Weise zusammenzubringen und diese Klinik interdisziplinär kollegial zu leiten.

Gedankt sei auch unseren vielen Mitarbeitern in der Klinik, die bei diesem Buch und an der kreativen Weiterentwicklung der Therapie und der therapeutischen Atmosphäre mitgeholfen haben. Dank schulden wird nicht zuletzt unseren Patienten, die uns gleichsam als Pioniere tiefen Einblick in die Tinnitusproblematik gewährt haben und uns ihr wertvolles Wissen als Betroffene vermittelt haben. Besonderen Dank gilt unserer Sekretärin Frau Ilse Küster für ihre engagierte Mitarbeit bei der Organisation, Schreib- und Korrekturarbeiten.

Wir hoffen, daß dieser zweite Band so gut von Patienten und Therapeuten angenommen wird wie der erste und wir dazu beitragen können, daß der lebendige Mensch wieder in den Vordergrund von Diagnostik und Therapie gerückt wird.

Bad Arolsen, im Juni 1998

Manfred Nelting (für die Herausgeber)

Teil I

Sinnesentwicklung und Wahrnehmung

1.

Der akustische Anfang des Lebens

Manfred Nelting

Wie entsteht das Hören?

Schon etwa im 5. Schwangerschaftsmonat ist das Innenohr beim Fötus ausgebildet, auch die Haarzellen funktionieren schon. Die ersten Hörerfahrungen können also jetzt gemacht werden. – Welche sind das? Kann mich so ein werdendes Baby schon von aussen hören? Und muß es den ganzen Krach um uns herum schon mitanhören?

Versuchen wir uns, als Mithörer in den Bauch der Mutter zu versetzen. Das Baby hört anfangs sehr viel lautes Gemurmel, Gegurgel, Rauschen – das kommt von den Blutgefäßen der Mutter, ihren Darmgeräuschen usw. Es sind aber alles recht tieffrequente Geräusche, kein hohes Kreischen wie bei der Kreissäge. Die hohen Frequenzen werden durch das Körpergewebe der Mutter und das Fruchtwasser stark weggefiltert.

Die Geräusche, die regelmäßig von der Mutter kommen (wie der Herzschlag), sind im Wesentlichen die erste akustische Umwelt für den Fötus. Wenn die Schwangere spricht, klingt es im Bauch eher dumpf und hohl, weil nur die tiefen Stimmanteile ankommen. Trotz des ganzen inneren Getöses ist die Stimme hörbar. Es ist nämlich unerwartet laut im Bauch, um 70-80 dB*

im Frequenzbereich von 200-2000 Hz*. Am lautesten – charakteristischerweise immer laut an- und abschwellend - ist der Herzschlag der Mutter. Gibt es aussen plötzlich einen dumpfen, lauter Knall, scheint dies der Fötus recht deutlich zu hören, weil er darauf mit spontanen Schreckbewegungen antwortet. Hochfrequente technische Geräusche wie etwa eine Kreissäge werden dagegen glücklicherweise großenteils von Gewebe und Fruchtwasser geschluckt, ein natürlicher Schutz für das gerade entstandene Innenohr und die Ruhe des Fötus.

(Literatur: Lamparter, 1993)

Das Netz der Sinne und Sinneshierarchie

Was aber war *vor* der Entstehung des Hörens? Gab es schon eine andere Wahrnehmung der Umwelt oder irgendeine Eigenempfindung für den Fötus?

Die ersten Sinnesempfindungen überhaupt sind die des *Hauttastsinnes,* also die Empfindung von Berührung, von Druck oder Vibration auf der Haut. Der Hauttastsinn ist ab dem dritten Lebensmonat im Uterus empfangsbereit. Es folgen im vierten Fötalmonat Druckrezeptoren in der tiefen Hautschicht, Spannungsrezeptoren in Muskeln und Sehnen sowie die Sinneszellen im Gleichgewichtsorgan *(Labyrinth*).* Diese Sinne geben Informationen über Wandkontakt, Eigenbewegung, Körperstellung und Raumlage bzw. Kopfstellung.

Die erste Wahrnehmung ist vermutlich die der *Eigenbewegung* in einem begrenzten Raum (Anstoßen an die Uteruswand). Jede weitere Sinneswahrnehmung wird mit den schon bestehenden Sinneswahrnehmungen im Stammhirn verkoppelt, der neuentstehende Hörsinn mit den schon vorhandenen Tast- und Bewegungssinnen. Ein isoliertes Hören ohne diese Verknüpfungen gibt es also auf dieser Stufe kaum. Und auf der nächsten Station der sich entwickelnden Hörbahn, dem Zwischenhirn, nehmen die Nervenverknüpfungen sogar noch zu.

Diese verknüpften Wahrnehmungen halten wir einerseits für das erste Eigengefühl des Fötus, zweitens bilden sich hieraus auch erste Reaktionsmuster wie z.B. ein Bewegungsreflex auf plötzliche laute Töne. Wichtige daran beteiligte Hirnstrukturen sind z.B. die *Formatio reticularis** und im Laufe der intrauterinen Hörbahnreifung dann besonders der *Thalamus**.

Die ersten Sinneswahrnehmungen sind also schon von Anfang an Teil eines Verarbeitungsnetzes. Sinneswahrnehmung ist somit ein „viel-sinniges" (lat. *multisensorisches*) Erlebnis, auch wenn wir das selbst nicht immer deutlich registrieren mögen. Später in der Entwicklung, wenn die bewußte Wahrnehmung eingesetzt hat, wird die Arbeit, die etwa der Bewegungssinn verrichtet, meist vom Hörsinn verdeckt, dieser teilweise wieder vom Sehsinn. Der Sehsinn beansprucht schließlich den größten Teil unserer Aufmerksamkeit (fast 80% der Großhirnenergie, wie wir aus EEG*-Ableitungen wissen).

Körpereigenempfindung als Grundlage für Kommunikation

Verbindet man sich die Augen, tritt der Hörsinn deutlicher hervor – von daher kommt auch die Gewohnheit, einen ganz besonderen Konzert- und Musikgenuß mit geschlossenen Augen zu erleben. Aber auch der Tast-, Lage- und Bewegungssinn werden noch bewußter, wenn man sich die Ohren zustopft.

Wird eine Betäubung des Armes durchgeführt (etwa bei einer kleineren Operation an der Hand), dann haben wir das Gefühl, der Arm gehöre nicht mehr zu uns. Denn die Eigenempfindung „meines" Körpers, „mein" Spüren von „mir" ist im Tast- und Bewegungssinn begründet. Über diese Empfindungen nehmen wir uns selbst wahr, nehmen unseren Körper sozusagen in Besitz (lat.: *Propriozeption)* und dies ist die Grundlage für das sich später entwickelnde *„Ich"-Gefühl*.

Es ist auch wichtig, daß ausgehend von ererbten Bewegungsmustern Bewegungen auf die Grenze zu bis zum Kontakt mit dieser (Uteruswand, Nabelschnur) stattfinden, aber auch von außen ankommende Bewegungen, z.B. Uteruskontraktionen, für den Fötus wahrnehmbar sind und in eine Aktions-Reaktions-Kommunikation münden. Bewegungs- und Tastsinn sind also auch die erste Grundlage der Begegnung mit dem „Außen", somit Basis und Antrieb für erste Kommunikation.

Diese Ersterfahrungen nennen wir „sensomotorische" (lat. senso = mit den Sinnen faßbar, motorisch = mit Bewegung verknüpft). Alles Erleben ist von Anfang an „Kommunikation": Bewegung hin auf ein Außen und Erwartung auf eine Antwort vom Außen – als lebenslange Grunderfahrung.

Das Hören als nachfolgende Sinneserfahrung erweitert daher nicht nur die Wahrnehmung im Uterus, sondern auch die Kommunikation. Sie dient anfänglich aber noch nicht dem Lernen oder Speichern im Gedächtnis, sondern besonders als Entwicklungsreiz für das Nervensystem, hier die Hörbahn.

(Literatur: Uexküll, 1997)

Gedächtnis und Hören

Gedächtnis im eigentlichen Sinne entsteht erst, wenn die Nervenverbindungen zwischen Thalamus und der Großhirnrinde entstehen, die letztere also für Sinnesreize empfangsbereit und „eingeschaltet" ist. Dies beginnt etwa mit der 32. Woche und ist größtenteils erst etwa mit dem 5. Lebensjahr abgeschlossen, endgültig sogar erst in der Pubertät.

Daher werden Töne, Musik oder Geräusche, die regelmäßig (als wiederkehrende gleiche akustische Muster) vor der 32. Woche dem Fötus angeboten wurden, nach der Geburt nicht wiedererkannt. Das Baby reagiert darauf nach der Geburt deshalb *nicht,* weil die notwendigen Nervenverbindungen vor der 32. Woche noch nicht hergestellt waren. Allerdings konnten diese akustischen Muster, die nach der 32. Woche angeboten wurden, über EEG-Reaktionen, Saugverhalten etc. wiedererkannt werden, so daß wir von einem beginnenden Gedächtnis beim Fötus in den letzten Wochen der Schwangerschaft ausgehen können.

Diese ersten akustischen Gedächtnisspuren existieren insbesondere für den Herzschlag der Mutter; der Säugling kann sie beim Stillen und Getragenwerden an der Brust wiederhören, oder auch dann, wenn Herztöne per Tonband vorgespielt werden. Auch die Stimme der Mutter wird im Gedächtnis gespeichert und hier reicht offensichtlich die Speicherung der davon im Bauch wahrnehmbaren tieffrequenten Anteile aus, um sie wiederzuerkennen. Schließlich existiert Erinnerung für häufig gespielte Musikstücke oder

Satzmelodien bzw. -muster, die von der Mutter oder in ihrer Nähe lebenden Menschen (Stimmen von Vater, Geschwistern etc.) stammen.

Im akustischen Gedächtnis sind vom intrauterinen Anfang an Höreindrücke immer auch zusammen mit anderen Sinneseindrücken und Basisaffekten (Grundgestimmtheiten) wie Wohl- oder Unwohlfühlen, motorischer Ruhe oder Unruhe und Bewegungsmustern gekoppelt gespeichert.

Dafür ein Beispiel: Das Vorspielen eines auf Band aufgenommenen mütterlichen Herzschlages (Herzfrequenz 72) bewirkte bei einer Säuglingsgruppe eine bessere Essensaufnahme und Gewichtszunahme bzw. weniger häufiges Schreien als dies in einer Kontrollgruppe ohne Stimulation durch eine Bandaufnahme der Fall war. Auf eine Erhöhung des Tonband-Herzschlages (auf 128 Schläge pro Minute, „Galopprhythmus") reagierten die Babys sofort mit zunehmendem Schreien und motorischer Unruhe. Daß die letzten Wochen vor der Geburt also tendentiell wiedererinnerbar sind, kann man aus der Tatsache schließen, daß ähnliche Hörerlebnisse nach der Geburt Geborgenheit oder auch Unruhe auslösen können.

(Literatur: Lamparter, 1993; Matschke,1990)

Die Bedeutung der Geburt – akustisch gesehen

Der Mensch kommt als „physiologische Frühgeburt" zur Welt, d.h. seine neurophysiologische Reife ist noch nicht so weit entwickelt wie z.B. bei den Nesthockern wie Hund und Katze und schon gar nicht so weit wie bei der Ziege oder dem Pferd, die ja gleich nach der Geburt stehen und laufen können. Das menschliche Baby muß aber so „früh" geboren werden, weil aufgrund der beim Menschen raschen und umfangreichen Gehirnentwicklung der Kopf sonst nicht mehr durch den Geburtskanal passen würde.

Über das Empfinden des Babys während der normalen Geburt wissen wir eigentlich wenig. Es ist aber z.B. bekannt, daß die lange Wehenzeit einen intensiven Hautreiz abgibt, der für viele Organfunktionen, aber auch besonders für spätere normale Stoffwechselwerte (wie Säuregrad des Blutes, Wert von Serumeiweiß, Serumcalcium, Menge der Magensäure etc.) eine wichtige Bedeutung hat. Weiterhin erleben wir die Mehrzahl der Säuglinge nach der Geburt nicht etwa erschöpft, sondern durchaus ruhig und *zufrieden*. Man kann daher heute wohl davon ausgehen, daß die normale Geburt (im Gegensatz zu den Annahmen einiger psychoanalytischer Schulen) an sich *kein Trauma* für das Neugeborene bedeutet.

Aber es ist auch wahrscheinlich, daß der Druck im Geburtskanal aufgrund der noch weichen und gegeneinander verschiebbaren Kopfknochen sich auch dem Innenohr mitteilen kann. Es ist nachgewiesen, daß Druckänderungen in den Flüssigkeitsräumen des Innenohrs auch Reizungen mit tonaler oder Geräuschwahrnehmung nach sich ziehen. Ebenso können HWS-Überstreckungen, die bei der Geburt vorkommen, nach hinten tonale Reizungen in der Hörbahn bewirken.

Zusammenfassend ist also anzunehmen, daß Reizungen im Hörsinn bei der Geburt auftreten können, dies aber sicherlich in Grenzen normal ist.

(Literatur: Montagu, 1995)

Zum Zusammenhang von Geburtspathologie und Tinnitus

Es gibt schwierige oder pathologische Geburten, mit Komplikationen wie Nabelschnurumschlingungen, Beckenendlagen, Zangen- und Saugglockengeburten usw., die ggf. sogar mit Sauerstoffnot unter der Geburt, Herzrasen oder absinkenden Herztönen verbunden sind. Unter solchen Bedingungen,wäre es denkbar, daß sich tonale Reizungen in der Hörbahn mit unangenehmen Körpersensationen und Vernichtungsgefühlen bzw. -ängsten koppeln und im sich entwickelnden Gedächtnis als traumatische Erfahrung gespeichert werden. Dafür gibt es immer wieder Hinweise in der psychotherapeutischen Arbeit mit Tinnituspatienten.

Tritt später im Leben Tinnitus auf, würden also diesse traumatischen Empfindungen aus der Geburtphase wiedererinnert, wiedererlebt werden, was Panik und Ängste auftreten ließe und und die Wahrnehmung des Tinnitus als etwas Unangenehmes noch verstärken würde. Diese Symptomatik, die leider von Patient wie Arzt oft nicht richtig verstanden wird, weil sie sie nicht einfach mit der Geburt in einen Zusamenhang bringen, ist als eine späte post-

19

traumatische Reaktion zu verstehen und sollte traumatherapeutisch behandelt werden.

Weiterhin können minimale Hirn-Fehlfunktionen und eine neurophysiologisch diskontinuierliche Entwicklung (siehe später) ihre Ursache im intrauterinen Geschehen oder in der oben beschriebenen Geburtsproblematik haben. Andererseits gibt aber auch viele Menschen, die schwierige Geburtssituationen folgenlos durchlebt haben. Wichtig ist es jedenfalls, diese möglichen Zusammenhänge zu (er)kennen. Und wenn es sichtlich Probleme gibt, dann verfügen wir über geeignete Therapien, die in meisten Fällen weiterhelfen.

Die erste Zeit nach der Geburt

Als „physiologische Frühgeburt" ist das (normalgeborene) Baby noch viele Monate auf einem „äußeren Uterus" angewiesen, also auf die nährende und schützende Mutter oder einen Mutterersatz. Es kann sich noch nicht einmal festhalten, ist also ein reiner „Tragling". Anderseits ist das Baby auch ein Frühentwickler (im Vergleich mit anderen Primaten*) – aufgrund seines entwickelten Gehirns und in Bezug auf seine Fähigkeit, zu kommunizieren und kommunikative Erfahrung zu integrieren (aufzunehmen, zu verarbeiten, zu beantworten). Als „Tragling" hat es auch hervorragende Voraussetzungen, in permanenter Nähe zur Mutter mit dieser in einen kontinuierlichen Dialog zu treten und davon für seine Gesamtentwicklung optimal zu profitieren und eine Bindung herzustellen.

Dabei wirken Hautkontakt, Lageveränderungen durch Teilnahme an der Bewegung der Mutter, ihr Geruch, ihre Stimme und die Geräuschumgebung, schließlich auch die über die Augen vermittelte Eindrücke, insbesondere Helligkeitsveränderungen sowohl als Reiz für die Organentwicklungen (insbesondere auch des Hörorgans), zum anderen als kommunikativer Sinnesaustausch, der allmählich die Wahrnehmung darauf vorbereitet, daß die Umwelt etwas außerhalb seiner selbst ist.

Das Eigengefühl oder Selbst, das auf der Grundlage der sensomotorischen Empfindungen und Erfahrungen gründet, wird also über die Kommunikation mit der Umwelt (vor allem die Mutter) weiterentwickelt, einmal dadurch, daß die Mutter durch die Sinne erfahrbar wird, zum anderen auch dadurch, daß auf Aktionen des Säuglings passende Antworten (z.B. stillen, streicheln, sprechen usw.) erfolgen. Aber auch umgekehrt wird die Mutter erfahrbar, indem sie zur Kommunikation auffordert und der Säugling sich re-agierend in antwortenden Bewegungsmustern wie Strampeln, Lächeln usw. erlebt. Auf diese Weise wird das „Außen" sensomotorisch „einverleibt". Außen und Innen ist noch eins, gehört zusammen und erst in der ständigen Wiederholung der Aktionen, Antworten, Aufforderungen und Wahrnehmungen erfährt das Baby, daß es „Ich" und „Du" gibt, Innenwelt und Außenwelt.

2.
Entwicklung – psychosomatisch gesehen

Manfred Nelting

Wie Vorstellung, Sprechen und Fühlen im Körperlichen wurzeln

Wie kommt das Bild der Mutter in das Köpfchen des Babys? Das kleine Baby, das die (vielleicht gerade zurückkehrende) Mutter anlächelt, hat mit großer Wahrscheinlichkeit noch kein dauerhaftes Bild der Mutter im Kopf, das es wiedererkennt. Es hat vielmehr ein Muster aus Informationen von Innen- und Außenwelt im Gedächtnis gespeichert, das sich aus einer zunehmend komplexreen Vielfalt miteinander koordinierter Sinneseindrücke ergibt, also Stimme und Geruch der Mutter (oder ihres Parfüms), sichtbare Bewegung eines Gesichts (das der Mutter) auf dem sehbaren Hintergrund, die ganz eigene Art der Mutter, wenn sie das Kind berührt. Zu diesem Muster gehört auch ein besonderes Wohlgefühl (wenn die Kommunikation zwischen Mutter und Kind befriedigend ist) und die z.B. daraus resultierende Lust zum Strampeln und Lächeln als Ausdruck des Behagens. Es erkennt die Ähnlichkeit der aktuellen Wahrnehmung mit diesem gespeichertem sensomotorischen Schema. Es lächelt auch, weil es sein eigenes sensomotorisches Schema von früheren Begegnungen mit der Mutter wiedererkennt.

Wenn die Mutter räumlich weg ist, gibt es aber noch kein Bild der Mutter in der Vorstellung. Die aktuelle Wahrnehmung muß erst immer wieder mit dem Schema verglichen werden. Eine konstante Objektvorstellung der Mutter, die das Baby sich selbst in der Phantasie hervorrufen kann, bildet sich erst langsam aus diesem ständigen Vergleich heraus; dies ist erst mit etwa anderthalb Jahren der Fall. Einige wichtige in der psychischen Entwicklung des Babys auf dem Weg zum „Ich" sind die folgenden:

– mit etwa drei Monaten gibt das Baby erste Lautantworten auf die Ansprache der Eltern, (sog. *„vocal tennis"*);

– mit sechs Monaten übernimmt ein Baby gerne die Gefühle seines Gegenüber wie Freude oder Traurigkeit (Gefühlsansteckung);

– mit 12-18 Monaten erkennt es die Eltern konstant als die immer gleichen Personen und beginnt, „Mama" und „Papa" zu sagen, erkennt sich selbst im Spiegel aber noch nicht;

– mit anderthalb Jahren kann sich das Baby das Bild der Mutter in der Vorstellung hervorrufen

– mit knapp zwei Jahren wird es mehr und mehr „Ich" sagen und sich im Spiegel, auf Fotos usw. regelmäßig wiedererkennen und mit Namen benennen.

– Dies ist auch der Zeitpunkt, an dem sich das Geplapper, also der stimmliche Dialog allmählich zu Objektbenennungen verdichtet und (neben „Mama" und „Papa") für einige Gegenstände erste Worte auftauchen. Diese Gegenstände hatte das Baby vorher oft und lange gesehen, angefaßt, bewegt, in den Mund genommen, geschmeckt und dabei viele vorsprachliche Dialoge mit den Gegenständen geführt. Außerdem hatte es die dazugehörigen Namen durch die Mutter oder andere Personen der Umwelt gehört.

Gleichzeitig wird der Körper sprachlich erfaßt und erstmalig als Eigenobjekt bewußt, indem z.B. das „Füßchen" als sichtbares Objekt vom Baby und von der Mutter angefaßt, sprachlich benannt wird und die dabei auftretende Empfindung an Händchen und Füßchen als wohl dazugehörig und zu „mir" gehörig erlebt wird. So wird Sprache „leibhaftig" assimiliert, eingebaut in die sensomotorischen Erfahrungen.

Die gekoppelt leibhaftigen und sprachlichen Erfahrungen wechseln also vom unspezifischen Eigengefühl zum „Du", von da zum „Ich" und erst im nächsten Schritt zum „Wir" bzw. zum „Du und ich". Dies geschieht, in dem das Baby Äußeres wie Personen und Gegenstände in der Objektvorstellung mit Eigenempfindungen des „Ich" ausstattet. Es nimmt einfach praktischerweise an, daß diese „Objekte" genauso empfinden wie es selbst. So werden sie als ihm ähnlich oder Partner erlebbar. Diese für die Zwecke des Babys passend zurechtgemachte Vorstellung wird diesen Personen bzw. Gegenständen sozusagen übergestülpt. Damit sind sie nun so, wie das Baby sie braucht.

Diese Projektion auf die Außenwelt läßt zwar schon Differenzierung in „Ich" und „Du" zu, bleibt aber eingebettet in den subjektiven Umweltbezug. Das Baby schneidet sich also die Umwelt nach seiner Erfahrung, seinem Erleben, seinen Bedürfnissen und seinen bisher entwickelten Fähigkeiten so zurecht, daß die Umwelt immer zu ihm passend bleibt bzw. kommunikativ hergestellt wird.

So nimmt das Kleinkind anfänglich an, daß das Klötzchen böse sein kann, das Püppchen traurig und das Bärchen hungrig ist. Das kleine Kind und seine Umwelt gehören zusammen, ergeben ein Ganzes.

Wir sind gewöhnt darüber zu schmunzeln, dabei gehen wir im Prinzip im ganzen Leben immer wieder so vor. Und weil dies so ist, kommen wir auch zu einer neuen Definition von „Ganzheit": *Die Ganzheit ist nicht der Mensch alleine, sondern der Mensch zusammen mit seinem ausgewählten bzw. antwortenden Umweltbereich, zu dem er eine passende, auf ihn abgestimmte Kommunikation hat.* Passend und abgestimmt muß aber nicht nur „gut" heißen, es gibt auch pathologische Passungen, die Ketten ungünstiger Erfahrungen bewirken. Dies und die Tinnitusrelevanz solcher Zusammenhänge werden wir noch in mehreren Beispielen verständlich machen.

(Literatur: Papousek, 1994; Uexküll, 1997, Petzold, 1993)

Projektion: Erlebnisse mit der Rose

Für schwierige Lebens- und Überlebenssituationen gibt es psychische, meist nicht bewußte Mechanismen, die ab etwa anderthalb Jahren die Umweltpassung – also die Abstimmung zwischen Eigenempfindungen und Umwelterleben – realisieren sollen. Solche Mechanismen sind z.B. die schon erwähnte Projektion*, aber auch sog. „Verdrängungen" und „Spaltungen" (s. u.).

Der Leser wird sich wahrscheinlich bei den folgenden Beispielen spontan eher selten wiederfinden. Das ist normal, denn man hat für sich selbst häufig einen „blinden Fleck". Dieser blinde Fleck hat seinen Sinn. Schließlich ist er das Ergebnis der notwendigen Umweltanpassung, der für „mich" notwendigen Weltsicht.

Nehmen wir das Beispiel der schon früher erwähnten *Rose.* Sie wird einmal zur „Königin der Blumen" (wenn jemand eine herrlichen Rosenstrauß vom geliebten Partner bekommt) oder zu einer „blöden Dornenpflanze" (wenn ein Kind den Fußball immer wieder aus dem dornigen Rosenbeet herausfischen muß). Im ersten Fall werden die schmerzhaften Dornen ausgeblendet, im zweiten Fall der herrlichen Anblick und der Duft der Rosenblüten. Eine solche *selektive* (auswählende, etwas ausblendende) Leistung ist im Alltag durchaus nützlich und sinnvoll: Weshalb soll ich im Alltag daran denken, wie schön die Rose duftet, wenn ich mich sowieso dauernd dran steche, oder warum soll ich mich um Dornen scheren, wenn doch so viel Schönes im Rosenstrauß steckt.

Problematisch könnte es erst werden, wenn sich diese eigentlich sinnvollen, aber durchaus einseitigen Sehweisen so verfestigen, daß daraus starre Verhaltensmuster resultieren, wenn ich etwa meinem Partner niemals Rosen schenken würde, weil ich sie nicht mehr als Liebessymbol wahrnehmen kann, sondern nur noch als „blöde dornige Dinger".

Solche selektiven Wahrnehmungsmechanismen können sich aber in schwierigen Lebenslagen und aus Überlebensnotwendigkeiten heraus, ohne daß man dies bewußt miterleben kann, so verfestigen, daß schweres Leiden entsteht oder der Betroffene in schwierigen Lebenslagen nicht mehr flexibel reagieren kann und hilflos wird. Solche Erfahrung wird der größte Teil der Leser auch schon einmal erlebt haben. Dann wird eine Therapie notwendig, insbesondere integrierte Therapie (– die aufeinander abgestimmten und sich gegenseitig fördernden Ansätze mehrerer Therapeuten). Eine Behandlung „mit Leib und Seele", damit Patient und Therapeut gemeinsam diese Mechanismen „verstehen" und dann in „Bewegung" bringen können, so daß es zu einer neuen, geglückten Passung von Innenwelt und Umwelt kommt.

*Beispiele zum Passungsvorgang zwischen Eigenempfinden und Umwelterleben (*Diese Beispiele sollen das Thema ganz allgemein beleuchten, sie sind nicht speziell aus der akustischen Welt ausgewählt.)

Ein Kind, das in einer Familie aufwächst, die versucht, alles „Schlechte und Böse" vom Kind fernzuhalten, wird, wenn dies tatsächlich gelingt, im Leben denken, alle Menschen seien gut und in dieser Einstellung auch auf die Menschen zugehen. Dabei wird das Kind oder später der Erwachsene viele gute Erfahrungen machen, weil es mit Freude und ohne Argwohn auf die Menschen zugeht. Es wird aber wahrscheinlich unvorbereitet sein für Begegnungen mit Menschen, die eben doch „Böses im Schilde" führen, und so vielleicht auch schwierige, schmerzende Erfahrungen machen müssen. Das könnte im positiven Fall zu Korrekturen des Weltbildes führen, falls diese Erfahrung integrierbar ist: es entsteht dann eine *neue Passung*.

Wenn aber die Idee einer heilen Welt unverzichtbar ist, muß dieses Erlebnis bagatellisiert („ach, war doch alles halb so schlimm"), oder vergessen („da kann ich mich gar nicht dran erinnern"), oder verdrängt („so etwas habe ich noch nie erlebt"), sozusagen aus dem Bewußtsein ins Unterbewußte entfernt werden, damit die ursprüngliche, zu positive Sicht der Welt als notwendigerweise einzig „passende" erhalten bleiben kann.

Dies sind tatsächlich ablaufende Vorgänge bei allen Menschen, allerdings ohne daß sie diesen bewußt werden. Mit allen schmerzlichen Erfahrungen zusammen irgendwo im Unbewußten abgespeichert, können sie von dort aus in einer uns teilweise noch unbekannten Weise wirken.

Etwas anders stellt es sich dar, wenn eine heile Welt von den Eltern zwar immer betont wird, aber vielleicht gar nicht so besteht. Dann ist das Kind vielleicht wütend, darf aber nach außen nicht „aggressiv" sein. Um ein Beispiel dafür anzuführen: Ein Kind zerbricht beim Geschirrabtrocknen eine Porzellanvase als Ausdruck seiner Wut. Es wird dies aber so nicht erleben, sondern ängstlich oder zerknirscht behaupten, das sei aus Versehen passiert, es täte ihm leid und es würde von seinem Taschengeld sofort eine neue Vase kaufen. Die Eltern reagieren darauf vielleicht in der Weise, daß sie dem Kind seine Ungeschicktheit vorwerfen und ihm als Wiedergutmachung auftragen, den Müll raustragen oder sie kürzen ihm sogar sein Taschengeld. Das Kind würde das wahrscheinlich als berechtigt einsehen und vielleicht gar nicht bemerken, daß auf die versteckte aggressive Handlung eine versteckte aggressive Antwort erfolgt. Es wird also weder sich noch die Eltern als aggressiv erleben. Da aber Wut immer ihren Ausdruck haben will und das mit dem Porzellan ja nun nicht mehr geht, muß das Kind andere Lösungen finden: es spaltet dann z. B. die Menschen in gut und böse! (Vereinfachte Darst.)

Es selbst und die Eltern sind gut, aber vielleicht schon die Nachbarn oder die Mitschüler werden auch bei kleinen unwesentlichen Auseinandersetzungen als extrem böse, ja aggressiv erlebt. Die eigene Aggressivität kann auf „die anderen" projiziert werden. Der „Vorteil" dabei ist folgender: das Kind kann mit den Eltern, die mit ihren Gefühlen oft ähnlich umgehen mögen, gemeinsam auf die anderen „aggressiv" schimpfen, die Nachbarschaftshilfe verweigern, weil die Nachbarn sich „so unmöglich" verhalten, evtl. dem Mitschüler eine Ohrfeige geben, weil er so frech war.

Das heißt, die Familie kann selbst nach außen aggressiv handeln ohne sich über eigene böse Gefühle Rechenschaft ablegen zu müssen. Denn im Gegensatz zu den anderen sind die eigenen aggressiven Handlungen nur „Reaktionen" und „berechtigt", sind somit scheinbar nicht aggressiv, sondern erscheinen notwendig, konsequent und mutig in der Aufrechterhaltung der Ordnung („einer muß ja mal einschreiten").

So können zwei eigentlich unvereinbare Dinge in Übereinstimmung gebracht werden: die aggressiven Gefühle können doch noch ausgedrückt, die Idee der heilen Welt in der Familie kann erhalten werden. Aber diese Strategie hat ihre Tücken: Dazu paßt nur eine grundsätzlich böse Welt, die in der weiteren Kommunikation dann zu entsprechenden, eben passenden Erfahrungen führen muß. Möglicherweise „platzt einem solchen Menschen daher der Kragen", steigt sein Blutdruck oder er bekommt Angst, von dieser aggressiv erlebten Welt bedroht zu sein. Die Angst läßt ihn vielleicht schlaflos werden, er wird gereizt, und in der Folge streikt z.B. der Magen, bekommt er eine Gastritis.

So ist die Umwelt und seine Kommunikation in ihm „eingefleischt", „leibhaftig". Der Mensch und seine Umwelt gehören zusammen, bilden eine Ganzheit. Und um zu verstehen oder zu begreifen, was schiefläuft und um dies soweit möglich zu ändern, muß jeder „sich" und seine Umwelt, seine Kommunikation und seine Sicht der Menschen und der Welt miteinbeziehen. Da Kommunikation auf der Sensomotorik beruht und Lebenserfahrungen immer auf der sensomotorischen Ebene leibhaftig geworden, also „eingefleischt" sind, müssen Änderungen eben auch auf dieser Ebene stattfinden.

Aus diesem Grunde ist es auch in der Tinnitustherapie so wichtig, Bewegung und die anderen Sinnesqualitäten mit einzubeziehen, um akustisches Erleben und Tinnituswahrnehmung zu verändern. Auf diese Zusammenhänge kommen wir im therapeutischen Teil noch ausführlich zurück.

Was ist ein Gefühl?

Im Beispiel kamen verschiedene Gefühle zur Sprache. Aber was ist ein Gefühl? Ist das etwas Psychisches? Oder eher Körperliches? Oder hat das mit dem zu tun, was man „psychosomatisch" nennt?

Der Mensch bringt – wohl über seine genetische Veranlagung – sog. „motivationale Systeme" mit, die ihn aus sich heraus zu etwas (an)treiben. Diese sind (nach Lichtenberg):

1. Der Drang, physiologische Notwendigkeiten zu befriedigen. Einen Teil davon haben wir schon kennengelernt, nämlich die Bedürfnisse nach Stimulation und Kommunikation über den Tast- und Bewegungssinn. Weiter gehören dazu: Hunger und Durst stillen, ausreichend Wärme und Schutz erhalten, usw.

2. Das Bedürfnis nach Bindung (zu Anderen) und – später – nach Verbundenheit (mit Anderen). Dazu gilt in unserem Zusammenhang, daß das Hören schon *vor* der Gedächtnisentstehung der Erweiterung der Kommunikation dient und daß der stimmliche und sensomotorische Dialog immer auch die Bindung mit aufbaut.

3. Das Bedürfnis nach Selbstbehauptung und Erforschung der Umwelt (Neugier). Dieses System ist besonders in der präverbalen Phase sichtbar; hier sieht z.B. der Säugling seinen „Würfel" an, betastet und beleckt ihn, spricht mit ihm, wirft ihn weg, hört, wie er auf den Boden poltert, um ihn dann plötzlich mit Freude wiederzusehen (weil die Mutter ihn aufgehoben hat).

4. Das Bedürfnis, durch Widerspruch und/oder Rückzug ablehnend zu reagieren bzw. etwas zu beenden (z. B. wenn es „genug" ist). Dies ist deutlich beim „Fremdeln" und später beim „nein"-Sagen zu sehen. Schon bald nach der Geburt kann man beobachten, daß das Kind den Blick abwendet oder den Kopf weg dreht, sich von der Mutter weg drückt (meist nach dem Stillen, wenn es nicht eingeschlafen ist, z.B. als Zeichen für „genug"), später auch schreit oder schlägt, wenn es nicht losgelassen wird.

Daß dieses Bedürfnis grundsätzlicher Art ist und welche Folgen eine Nichtbeachtung haben kann, ist gut an der folgenden szenischen Beschreibung zu sehen:

> „Eine Mutter läßt ihren Säugling, der sich von ihr abwendet, nicht in Ruhe. Die Mutter „jagt" ihn mit ihrem Blick, nach, stimuliert ihn durch Bemühung und versucht mit allen Mitteln, seine Aufmerksamkeit wieder auf sich zu lenken. Schließlich schaut der Säugling nur noch durch die Mutter hindurch, wird lahm." (zit. in: Uexküll, 1997, S. 34)

Das Nichtzulassen einer notwendigen Interaktionspause wird hier vom Säugling durch „Abschalten" beantwortet: Augenweitstellung und Abschalten des gesamten Muskeltonus. Findet das Verweigern dieses Bedürfnisses öfter statt, bildet sich möglicherweise ein verhängnisvolles sensomotorisches Muster heraus, das sich auch im Erwachsenenalter in ähnlicher Situation durchsetzen kann: Also Erschlaffen, sich gelähmt Fühlen, Hilflosigkeit statt sich wirklich abzuwenden, wenn es nötig ist.

5. Das Bedürfnis nach sinnlichem Vergnügen und sexueller Erregung. Dies meint das Bedürfnis nach passender Stimulation der Sinne, um Wohlgefühle zu erleben – wie einerseits Streicheln, Schmusen, Schaukeln, sanfte, zärtlicher Körperberührung, warme Bauchmassage, ästhetischer Musikgenuß usw., andererseits auch Gefühle mit ansteigender, hoher Intensität, wie beim sexuellen Erleben.

Über diese Motivationssysteme erreicht es der Säugling, in der Sinneswahrnehmung bzw. mit dem daraus folgenden vernetzt motorischen Handeln zunehmend innere Atmosphären zu schaffen, die er für sein Gleichgewicht auf allen Ebenen braucht. Regulativ wirksam sind hier häufig Wohlgefühl und Unlustgefühl und der Säugling lernt seine Sensomotorik so zu entwickeln, daß Atmosphären mit Wohlgefühl bzw. das Nachlassen von Unlustgefühlen auftreten, später dann auch Unlustgefühle eine Weile auszuhalten, sofern ein Probehandeln nicht doch eine direkte Änderung bewirkt (Frustrationstoleranz). Aus diesen inneren Atmosphären differenzieren sich die Gefühle mit folgenden Merkmalen:

1. Der Affektausdruck mit muskulärer Handlungsvorbereitung (Gesichtsausdruck, Körperhaltung, Muskelspannung, Sprechweise usw.),

2. vegetative und hormonale Zustandsänderungen,

3. die bewußte Wahrnehmung eines Gesamtzustandes mit Verständnisbewertung und Einstellung.

Die Einstellung, also die Frage, ob z. B. stilles Genießen, Ruhig halten oder Handeln erfolgen soll und in welchem Ausmaß, ist dabei körperlich schon vorvollzogen (Muskelvorspannung, Mimik, innere Erregtheit, Hormonausschüttung), bevor die Großhirnrinde prüft, ob frühere Erfahrungen bzw. die aktuelle Umwelt und Kommunikationslage nahelegt, „den Gefühlen freien Lauf zu lassen", die Handlung zu modifizieren oder abzubrechen. Was davon für Tinnituspatienten besonders wichtig ist, wird im Therapieteil noch ausführlich dargelegt.

Die Koppelung von Gefühlen und Bewegung wird übrigens auch in dem lateinischen, aber mittlerweile eingedeutschten Wort „Emotionen", eigentlich „Herausbewegung", ausgedrückt. Ein Gefühl ist immer ein *ganzheitlicher,* man könnte einfach sagen, *menschlicher* Erlebnisvorgang mit stofflichen, sensomotorischen, empfindenden, atmosphärischen, bedenkenden und kommunikativen Elementen, vielleicht auch noch solchen nicht bekannter Art. Denn wir wissen letztlich nicht, ob dieser Vorgang sich in allen Elementen prozesshaft aus dem Körperlichen heraus entwickelt und in dieser hochdifferenzierten Strukturierung als „Seele" zu sehen ist, oder ob sich eine mit in das Leben getretene Seele parallel dazu entwickelt und die Gefühlswelt empfindbar macht und der Körper dafür eben die Grundlage abgibt. Es gibt hier viele Anschauungen und Meinungen. Unser hier dargestellter und entwickelter Ansatz erscheint uns recht brauchbar, weil er sowohl von erfahrbarem (empirisch evidentem) Wissen, subjektiv Erlebbarem und von außen Beobachtbarem ausgeht.

(Literatur: Uexküll, 1997; Ahrens, 1997)

Die Psyche – ein Pinocchio

Der Begriff der Psyche geht aber über den Gefühlsbegriff hinaus. Sowohl bei dem vom Kleinkind ausgesprochenen „Ich" als auch bei den eben dargestellten „Gefühlen" lassen sich gewissermaßen Wurzeln (Basiszustände) und Blüten (aktuelle (Re-)Aktionen) als sensomotorische Teilbereiche erfassen, in denen sich ständig „frühere" und „jetzige" Zustände berühren.

Diese höchstentwickelten Elemente, wie ein „Ich" oder die Erfassung eines „Du", scheinen sich aber sowohl im subjektiven Erleben als auch bei Beobachtung der Phänomene von Außen nach neuen eigenen Regeln und Gesetzmäßigkeiten zu bewegen, sich zu strukturieren und Neues hervorzubringen. Das „Ich" verhält sich dabei wie Pinocchio*, die Holzpuppe, die unerwartet lebendig wurde. Plötzlich zeigt das Kind Fähigkeiten, Interessen und Handlungen, die uns z.B. als Eltern gehörig überraschen.

Dieses psychische Geschehen ist neurologisch oder neuro-physiologisch nur zu geringen Teilen faßbar, behält aber fast immer den Kontakt, d. h. ein Aktions-Reaktions-Spiel zu den Sinnen, den Muskeln, den Hormonen usw. und bezieht die „Gefühle" grundsätzlich permanent mit ein, wie wir die Luft in einem Raum ein(be)ziehen.

Die vorher dargestellten Mechanismen wie Projektionen, Verdrängungen, Spaltungen usw. als auch daraus entstehende Kommunikationsstile gehören zu den Gesetzmäßigkeiten dieser psychischen Ebene, und in den beschriebenen Fallbeispielen ist sowohl das Wirken der Psyche als auch die Verflechtung mit Gefühlen, Sensomotorik und körpergeweblichen Reaktionen angedeutet.

Auch viele Phänomene der inneren Erfassung und Bearbeitung der Umwelt zu einer „passenden Umwelt" gehören zu diesem psychischen Feld. Es kann so Prozesse in der psychischen Ebene geben, in denen der Rückbezug und das Wurzeln im Körper nicht im Vordergrund stehen. Dies betrifft meist innerpsychische Systemregeln, die es bei vielen Krankheiten therapeutisch auch auf ihren eigenen Ebenen zu erfassen und zu verstehen gilt.

Aber auch psychische Befindlichkeiten sind durchaus abhängig von Körperzuständen. So kann z. B. Kristallzucker in den ersten Minuten ein wohliges, zufriedenes Gefühl hervorrufen, was einen traurig gestimmten psychischen Zustand kurzfristig unterbricht. Allerdings bewirkt dann das bei Kristallzucker sehr kräftig ausgeschüttete Insulin meist wieder eine baldige Blutunterzuckerung, die den psychischen Zustand durch die dadurch ausgelöste vegetative Unruhe und den Hunger nach Mehr wieder verschlechtert.

Die seelische Entwicklung haben wir also besonders in ihren Grundlagen über Körpereigengefühl, Motivationssysteme, die Kommunikation und Gefühle bis hin zur Differenzierung von „Ich" und „Du" zu großen Teilen nachvollzogen.

Im weiteren wird sich dieses „Ich" fühlend und handelnd, also kommunizierend weiter differenzieren. Dieser Prozeß wird zunehmend auch in die Vorstellungswelt verlagert und dabei nicht mehr alles im Handeln ausprobiert, sondern im Probehandeln in der Vorstellung schon einmal auf seine Auswirkung hin überprüft. Dabei wird motorische Handlung und Mimik und Gestik auf Minimalbewegungen abgebremst, sie laufen aber neuro- und muskelphysiologisch meist noch faßbar ab.

Völlig vom Körper kann sich die Vorstellung also gar nicht abkoppeln, Probehandeln in der Vorstellung hat grundsätzlich auch eine körperliche Komponente. Diese motorische Komponente ist aber für das Gegenüber kaum sichtbar, insofern kann jeder in seiner Vorstellung meist ohne Auswirkungen in der Kommunikation erst einmal Probehandeln, (es sei denn, es zeigt sich eine durch beteiligte Gefühle möglicherweise ausgelöste vegetative Reaktion wie z.B. Herzklopfen bei freudigen Gedanken, rotes Gesicht bei Wut oder Erröten bei Schamgefühlen).

So entstehen allmählich Vernunft, Gewissen, Auseinandersetzungsstile, Frustrationstoleranz, Ersatzbefriedigung in der Vorstellung und aktive soziale Einbindung.

Das *Hören* nimmt hierbei – über die Aufmerksamkeit gesteuert – nicht nur Informationen aus der Umwelt auf, sondern wendet sich auch absichtsvoll der Umwelt hörend zu. Dabei entscheiden die Absichten des Hörenden, seine Pläne und die Sicht von der Umwelt durchaus auch, was er hören will und somit aus der akustischen Welt auswählt.

Schließlich kann auch das Probehandeln seine Absicht der Umsetzung in reales Handeln verlieren. Das Ich zieht sich dann lustvoll oder auch gezwungenermaßen in den Bereich der Phantasie zurück. Über sie können wir unsere „Umwelt" noch passender gestalten, vieles noch besser erreichen oder durchspielen, was in der realen Welt nicht geht.

Andererseits kommt es in der Phantasie häufig zu Ideen und Gedanken, die bezogen auf die „reale Umwelt" häufig als unsinnig zu bezeichnen sind. Sie haben aber trotzdem großen Wert und können tatsächlich Änderungen in der realen Welt bewirken, sofern sie sich nicht völlig von ihr abspalten.

Zur Illustration ein kleines Beispiel: Phantasiegedanken nehmen ihren Ausgangspunkt im allgemeinen aus der realen Welt. Wir wollen diese Phantasiegedanken einmal als Zug betrachten und die reale Welt als Bahnhof. Der Zug verläßt den Bahnhof und hat nun auf einmal die Möglichkeit, die Strecke so zu fahren, wie er will, die Schienen zu verlassen, Zug zu bleiben oder etwas anderes zu werden und in dieser veränderten Form in dieser freien Welt mit realen und Phantasiegestalten neue, bisher unbekannte Erfahrungen zu machen.

Irgendwann kommt er zwangsläufig wieder in den Bahnhof (reale Welt), zwangsläufig auch als Zug, aber vielleicht mit anderer Farbe und mit anderem Potential. An der Grenze zwischen Phantasie und realer Welt mußten die meisten Phantasiegestalten den Zug verlassen, aber dann und wann gibt es einen blinden Passagier aus der Phantasiewelt, der für die Grenzkontrollen unauffällig oder unbemerkt bleibt und so Eingang in den Bahnhof findet und hier etwas neues Lebendiges und vor allen Dingen vorher nicht Mögliches einbringt und entwickelt.

Warum ist Krabbeln so wichtig?

In der neurophysiologischen Entwicklung werden die ersten angeborenen bzw. reflexgesteuerten Bewegungsmuster beim Baby mit der Zeit durch immer koordiniertere und ökonomischere Bewegungen des ganzen Körpers ersetzt. Dabei entwickeln sich dann nacheinander auch völlig neue Fähigkeiten, wie Körperdrehung, Fortbewegung und das Aufrichten (mit etwa einem Jahr).

Eine wichtige Rolle spielen dabei zum Beispiel sog. „tonische Nackenreflexe", die vom Nacken aus die Muskelspannung vieler Muskelgruppen regeln, insbesondere im Bereich der Rückenstrecker. Diese Reflexe werden in der Krabbelphase allmählich zurückgedrängt und umgebildet, weil das spätere Aufrichten ein anderes koordiniertes Zusammenspiel der Muskeln braucht.

Es gibt Kinder, die schon früh ein ungeheures Aufrichtungsbedürfnis haben, die schon im neunten Monat zu laufen beginnen, ohne je überhaupt richtig gekrabbelt zu haben.

Diese Kinder richten sich dann mit Hilfe dieser Reflexe und häufig daraus resultierend einer sehr starken unkoordinierten Streckmuskelspannung im Rücken auf. Da sie die Krabbelphase überspringen, werden die tonischen Nackenreflexe oft nicht umgewandelt, weshalb viele dieser Menschen ihre zu starke Streckmuskelspannung im Rücken behalten, was für viele Bereiche, z. B. Bewegungsabläufe, Spannung auf den Bandscheiben, Freiheit der Kopfbewegung und Körpereigengefühl ungünstig bis unangenehm ist.

Die hohen Muskelspannungen und insbesondere die Nackensituation können über die Muskel- und Geweberezeptoren als unterschwellige Sinneswahrnehmung ständig in den Sinnesnetzen erregend wirken. Auch für die anderen Sinne kann dies eine Vorbelastung darstellen, so, als wäre man schon beim Aufstehen morgens zwei Stunden starkem Lärm ausgesetzt und hätte schon zwei Stunden „Flimmerkiste" gesehen. Die Ermüdbarkeit der Sinne ist dabei erhöht und die Konzentrationsfähigkeit begrenzt, Erholung und Zur-Ruhe-Kommen erschwert.

Wir können dieses Phänomen bei einigen an Tinnitus Leidenden bis in die erste Schulzeit bzw. bis in den Kindergarten zurückverfolgen, obwohl die Patienten für sich anfänglich meinen, die Konzentrationsfähigkeit sei erst seit dem Auftreten des Tinnitus so schlecht geworden.

Tatsächlich war dies oft vorher schon der Fall, war aber nur bei Zusatzbelastungen auffällig, sonst gut kompensiert oder wurde anders begründet und in der Dekompensation unter Verstärkung dieser Befindlichkeit erst im Rahmen des Tinnitusleidens bewußt wahrgenommen.

Es gibt auch eine andere Gruppe von Kindern, mit eher schlaffem Muskeltonus, die ebenfalls kaum krabbeln und verspätet und mühsam mit 15 Monaten oder später anfangen sich aufzurichten und zu laufen. Auch hier können die Reflexe bestehen bleiben und beteiligen sich zusammen mit dem schlaffen Grundtonus der Muskulatur vielfach an Haltungsschäden (med.: z. B. sternosymphysale Belastungshaltung) und einer massiven Nackenspannung, um den meist vorne hängenden und dadurch sehr schweren Kopf zu halten. Die meisten dieser Kinder hatten auch als Babys Probleme mit der Kopfkontrolle.

Gleichzeitig findet sich hier gehäuft eine Neigung zu Schwindelgefühlen, Kinetosen (wie Seekrankheit, Übelkeit beim Bus- oder Autofahren usw.) bei Kindern und auch noch bei Erwachsenen.

Eine dritte Gruppe fällt auf durch große Muskeltonus- und Koordinationsunterschiede zwischen der linken und rechten Körperhälfte (faßbar z. B. als asymmetrisch tonische Nackenreflexe). Möglicherweise gibt es solche links/rechts-Unterschiede bereits intrauterin. Es gibt Überlegungen in die Richtung, daß Nabelschnurumschlingungen, insbesondere Mehrfachumschlingungen durch Drehbewegung infolge einseitig erhöhtem Muskeltonus entstehen.

Alle diese Störungen werden als neurophysiologisch diskontinuierliche Entwicklung zusammengefaßt. Wir haben für ihre Entstehung noch kein klares bewiesenes Ursachenmuster. Sie sind aber viel häufiger als man früher annahm. Interessanterweise scheint sie bei den Patienten mit chronisch komplexem Tinnitus und stationärer Behandlungsbedürftigkeit sogar noch häufiger als in der Normalbevölkerung vorzukommen. Wir sehen Probleme dieser Art bei jedem fünften Patienten. Wichtig ist es, daß es auch hier im Erwachsenenalter noch Behandlungsmöglichkeiten gibt, z. B. über die Feldenkrais-Methode, Tai Chi/Qi Gong-Übungen (s. Kap. 8/9), Kraniosakraltherapie und andere, sofern Behandlungsnotwendigkeit besteht.

(Literatur: Flehmig, 1987; Hauptmann, 1991; Nelting, 1996; Nelting 1997)

Zum Abschluß:
Krankheit – nur Schicksal oder auch Bewegung?

Wir wollen die Darstellung der weiteren Lebensentwicklung (psychisch, körperlich und ganzheitlich) an dieser Stelle beenden, da auf der Grundlage des bisher Dargestellten die Therapiearbeit mit dem lebendigen Körper in den entsprechenden Kapiteln sicherlich nun nachvollziehbar wird. Vier grundsätzliche Faktoren unserer konzeptionellen Sicht sind als Fazit herauszustellen:

1. Jede Lebensphase baut auf der vorherigen auf. Bei einer Störung ist die Basis für die nächste Phase verändert, also nicht so optimal, wie sie sein könnte. Das muß nicht automatisch krankhaft sein, es kann auch eine Herausforderung bedeuten, die eine Person zu einer für sie günstigen Entwicklung anregt. Andererseits wird beim Gelingen einer Lebensphase in der nächsten Phase ein Optimum nur ermöglicht, aber nicht automatisch sichergestellt. Eine Garantie ist auch bei ausreichend guten Umgebungsverhältnissen nicht gegeben. Diese günstigen Voraussetzungen müssen also auch im Eigenbemühen aktiv genutzt werden.

2. Der Mensch ist neben seiner Gebundenheit an seine Lebensgeschichte auch zu jeder Zeit frei. Das „Ich" kann sich also (wie die Holzpuppe Pinocchio in der Erzählung) selbst durchaus etwas ganz Neues, Unerwartetes, noch nicht Dagewesenes „schnitzen" und dieses Neue kann auch einmal größere Relevanz und Wirkung bekommen als die lebensgeschichtliche Gebundenheit. Beide Aussagen sind zu jeder Zeit wahr und müssen zu einer lebendigen Synthese geführt werden.

3. Die Darstellung der Baby- und Kleinkinderzeit und -entwicklung heißt nicht, daß wir annehmen, alle Störungen seien in dieser Zeit begründet. Erfahrungen der Jugend- und Erwachsenenzeit an Körper, Seele und Ganzheit gehören genauso dazu. Insbesondere Kettenerfahrungen, also häufige Wiederholungen von Erlebtem, begründen häufig erst die Verschiebung des Gleichgewichts zur Krankheit.

4. Gesundheit ist ein Gleichgewichtszustand aus gleichzeitig ständig wirkenden einerseits krankmachenden, destabilisierenden und andererseits ge-

sundheitsfördernden, stabilisierenden Einflüssen und Kräften (Fließgleichgewicht auf allen Ebenen, molekular und sinnhaft). Gesundheit ist also kein endgültiger Zustand, den man erreichen kann oder ein festes Gut, mit dem man rechnen kann, sondern man muß Gesundheit täglich weiter erzeugen bzw. durch fördernde Aktivität aufrecht erhalten (Dies bezeichnet man auch mit dem neuen Fachausdruck „Salutogenese").

In der Krankheit muß ich nicht nur die krankmachenden Faktoren in ihrer Wirkung abschwächen, sondern auch die stabilisierenden wirksam werden lassen. Und bei einer vielfach gestörten Entwicklung werde ich mich um ein immer günstigeres Gleichgewicht dieser gegensätzlichen Kräfte bemühen müssen.

In diesem Kapitel haben wir das verwobene, vernetzte System von Körper, Seele und Umwelt (subjektivem Umweltausschnitt und objektiven Umweltbedingungen) betrachtet, das wir als Modell der Alltagspsychosomatik bezeichnen können, es ist das „Normale", das wir an Tagen, an denen wir uns gesund fühlen, antreffen. Das hier vertretene psychosomatische Modell vom Menschen erweitert, ja ersetzt also weitgehend das altbekannte „Maschinenmodell" vom Menschen und führt zu neuen Sehweisen.

Wir wenden uns jetzt der akustischen Wirklichkeit zu, wie sie sich für den Patienten darstellt und in der Begegnung mit dem Patienten auch für den aufmerksamen, hin*hörenden* Therapeuten einfühlbar wird.

3.

Die akustische Wirklichkeit

Gerhard Hesse

Wir hören immer: In jeder Sekunde unseres Lebens, selbst im Tiefschlaf, sind unsere Ohren weit offen, empfangen Signale aus der Umwelt, die dann im Verlauf der Hörbahn verarbeitet werden. Diese akustischen Signale sind *Töne*, die verschieden hoch oder tief und unterschiedlich laut sind. Die Töne folgen unmittelbar aufeinander, haben Ober- und Untertöne. Aus einzelnen Tönen setzen sich *Laute* zusammen, diese wiederum können als *Wörter* oder Sätze gesprochen werden, können als Musik aus Instrumenten oder Stereoanlagen zu uns dringen. Sie können auch die Laute eines Tieres oder eines Vogels sein, etwa das Krächzen einer Krähe oder die bezaubernde Melodie einer Nachtigall. All diese Töne müssen aber erst den Weg vom Ohr in den Ort der Erkennung, also der Hörrinde im Gehirn, nehmen.

Dazu wird alles, jede akustische Information, die wir hören, mit ihren einzelnen Tönen und Frequenzen, im Innenohr in *elektrische Impulse* umgewandelt. Diese elektrischen Ströme werden verschaltet und bilden ganz bestimmte Erregungsmuster, einen Code. An der Hörrinde, also unserer Zentrale, werden diese Reizmuster zu Höreindrücken zusammengesetzt. Dann werden sie mit bereits abgespeicherten Mustern verglichen, also mit dem, was wir schon einmal gehört haben, was wir kennen. Nahezu gleichzeitig werden sie aber auch bewertet, emotional eingeschätzt, indem sie in andere Teile des Gehirns, wie dem Frontalhirn oder dem limbischen System, verschaltet werden. Wir wissen daher sofort, ob uns eine Stimme sympathisch ist oder nicht. Schon ein Baby merkt, ob die Mutter ein Wort freundlich oder im ärgerlichen Tonfall ausspricht.

Lernprozesse spielen bei der Hörverarbeitung eine entscheidende Rolle: Wir lernen, Wörter, Begriffe, Vokabeln, Musikakkorde, Vogelstimmen zuzuordnen und zu verstehen. Nahezu gleichzeitig (diese Prozesse spielen sich in Tausendstel von Sekunden ab) wird das Gehörte parallel verschaltet und gefühlsmäßig bewertet, eben weil das Gehirn ungeheuer schnell und vielfältig arbeitet und weil die Hörrinde, der auditive Cortex, mit anderen, assoziativen Rindenanteilen und dem Frontalhirn verbunden ist.

Gleichzeitig beeinflußt aber die Bedeutung einer akustischen Information auch seine Wiedererkennung (Beispiel Sirene!) und auch die Schwelle, d. h. die Lautstärke, mit der sie schon wahrgenommen wird. So hört die Mutter bereits die leisesten Regungen ihres Babys im Nebenzimmer, weil sie sehr wichtig sind; gleichzeitig überhört sie vielleicht wesentlich lautere Geräusche, wie etwa das Schnarchen des Ehemannes! Sie ist für bestimmte Geräusche spezifisch „sensibilisiert".

Neuartige oder subjektiv wichtige Informationen werden wesentlich stärker wahrgenommen als bekannte oder irrelevante. Nächtliche Geräusche wie Knarren oder Knistern werden erst dann überhört, wenn sicher ist, daß sich kein Einbrecher die Treppe herauf bewegt.

All diese Prozesse des Hörens, der Informationsaufnahme und -verarbeitung, laufen in unglaublicher Geschwindigkeit ab, die Reize sind bereits in Zweitausendstel einer Sekunde am Innenohr angelangt und bis zur letzten Station der Hörverarbeitung, der Hörwahrnehmung, ist nicht mehr als ein Zehntel einer Sekunde vergangen. Gleichzeitig ist die Übertragung unglaublich präzise, kaum eine Information geht verloren, selbst kleinste Nuancen können, zumindest vom Normalhörenden, gehört werden. Dies geschieht zudem ohne große Anstrengung und Konzentration.

Dies sollte der Normalfall sein. Andererseits ist zu beobachten, daß eine zunehmende Zahl von Menschen Probleme mit ihrer Sinneswahrnehmung und besonders mit dem Hören bekommt. In den letzten Jahrzehnten hat es eine rasante Entwicklung gegeben, eine Verschlechterung des Hörens: mehr als ein Viertel der Bevölkerung Europas und der Vereinigten Staaten leidet gegenwärtig unter Hörproblemen jedweder Art, 10% hört ständig Phantomgeräusche, d. h. Ohrgeräusche, die keinem realen Hörerlebnis entsprechen, und von diesen sind wiederum 10% so massiv gestört, daß sie in ihrer Schlaf- und Konzentrationsfähigkeit beeinträchtigt sind. Fast haben wir uns daran gewöhnt, Menschen mit geringeren Hörminderungen noch als normalhörend zu bezeichnen, eben weil es diese Normalhörigkeit kaum noch gibt.

Auch wenn unser akustisches System durch die Reizvielfalt und Reizüberfrachtung der modernen Industriegesellschaft sicher überfordert ist, es dadurch zu häufigen Störungen kommt, hat doch das Hörsystem selbst eine Vielzahl von Fähigkeiten, diesen zu begegnen.

Tatsächlich kann ein komplexes System wie die Hörverarbeitung nur funktionieren, wenn es in der Lage ist, bereits in der ersten Stufe der Reizaufnahme eine Auswahl zu treffen. So werden durch Filtermechanismen der Hörbahn so viele Informationen „aussortiert", daß letztlich nur ein Tausendstel aller akustischen Reize durchkommt. Diese Filtermechanismen sind auch beeinflußbare Lernprozesse, daher kann unser Gehirn Wichtiges von Unwichtigem unterscheiden, und kann auch das Hören durch emotionale Eigenschaften wie etwa Angst beeinflußt werden.

Das Sinnesorgan „Ohr", mithin die gesamte Hörbahn oder die auditive Wahrnehmung, ist evolutionsmäßig in einer nahezu vollkommenen Entwicklungsstufe, ist extrem differenziert; auch wenn sicher einzelne Tierarten (Hund, Fledermaus) bereits niedrigere Schallpegel erkennen als der Mensch, so sind diese doch kaum zu komplexen auditiven Filter- und Verstärkungsfunktionen in der Lage, wie sie ihm zu eigen sind.

Allerdings müssen wir uns die Frage stellen, ob eine derart extrem empfindliche Spezialisierung in unserer heutigen Umwelt überhaupt „zeitgemäß" ist, ob wir es uns überhaupt noch „leisten" können, solch ein luxuriöses Sinnesorgan zu unterhalten? Ein Sinnesorgan, daß ständig und pausenlos empfangsbereit ist, jede Information verarbeitet. Jeder Sportler weiß, daß Überlastungen des Körpers zu Ermüdungserscheinungen und damit zwangsläufig zu Pausen führen – die Sinneszellen im Ohr hingegen feuern immer, nur die Wahrnehmung ermüdet.

Jeder Musikliebhaber möge mir verzeihen und ich selbst möchte ja auch die Klangfülle unserer Konzerte auf keinen Fall missen, aber was wir tatsächlich brauchen, ist eine *Unempfindlichkeit* bei gleichzeitig noch *bessererer Filterfunktion,* noch komplexerer Differenzierung. Die Frage, ob unser System dies noch leisten kann, läßt sich sicher verneinen. Hier wird sich die Evolution einiges einfallen lassen müssen; sicher wird sich in den nächsten tausend Jahren das auditive System des Menschen deutlich verändern und hier auch Schutzmechanismen entwickeln. Leider hat die rasante Entwicklung der letzten Jahrzehnte unser Ohr quasi „überrollt", es überfordert.

Was können wir tun? Sollen wir ständigen Gehörschutz tragen oder gar in die Wüste ziehen? Sicher ist dies kein gangbarer Weg, auch wenn der Besuch der Wüste als akustisches Erleben von Stille in Vollendung jedem nur empfohlen werden kann.

Wir sollten aber unserem akustischen System helfen mit dem ganzen Können der auditiven Wahrnehmung, wir sollten natürlich den Lärmschutz verbessern, unnötig laute Geräusche vermeiden, vor allem aber sollten wir unsere Hörwahrnehmung intensivieren, bewußter gestalten und gleichzeitig abhärten. Für den Alltag heißt dies, viel häufiger Phasen einzulegen, in denen wir nur und wirklich bewußt hören, indem wir beispielsweise uns voll auf Musik oder voll auf Stimmen oder Gespräche konzentrieren und ansonsten lernen, die zahlreichen Geräuschquellen wegzufiltern, d. h. sie als tatsächlich unwichtig für unsere Hörwahrnehmung einzustufen und sie damit auch überhören zu können. Vielleicht können wir das Evolutionsdefizit durch eine gewisse Hörhygiene zumindest abschwächen!

Wodurch wird nun unser hochentwickeltes, hochempfindliches Hörorgan so deutlich überfordert?

Der akustische Alltag

Telefon klingeln, Stimmenwirrwarr überall, dazu Musik aus drei Radios gleichzeitig – Alltag in einem Großraumbüro. Maschinenlärm, Klappern von Blechstangen, monotone Geräusche von Stanzen und Nieten – Arbeit in einer Fabrik. Verkehrslärm, Preßlufthämmer, Baumaschinen – Alltag irgendwo in der Innenstadt. Auch im Haushalt: Laufender Fernseher, schreiende Kinder, surrende Küchenmaschinen und Pieptöne aus der Mikrowelle. Wohin wir auch hören, überall ist Lärm, sind Geräusche, von Ruhe keine Spur.

Und wenn wir uns von diesem Alltag „erholen" wollen, dann gehen wir in die Gaststätte und sind dort wieder einem großem Geräuschpegel durch Stimmen und Musik ausgesetzt. Wir besuchen Diskotheken, um uns bei Tanzen (und lauter Musik) zu „entspannen". Im Kino peitschen Gewehrschüsse und quietschen Autoreifen, Radio und Fernsehen überfluten uns mit einer Fülle von Mischungen aus Musik, Werbung und mehr oder weniger sinnentleerten Ansagen. Entspannen kann sich dabei alles, nur der Hörsinn nicht.

So ist die akustische Realität geprägt von extremer Reizüberflutung mit einer Fülle von akustischen Informationen, die eigentlich nicht gebraucht werden, die damit aber unsere Hörwahrnehmung auch ständig überfordern.

Wir hatten schon dargelegt, daß nur 20% unserer Sinneswahrnehmung nicht vom Sehsinn dominiert wird. Dennoch ist die akustische Wahrnehmung, die somit nur einen kleinen Teil unserer Gehirntätigkeit beeinflußt, für unser soziales Zusammenleben extrem wichtig. Ohne Hören funktioniert keine Kommunikation, ist kein Gespräch möglich, kann keine Konferenz stattfinden, können wir uns nicht schnell austauschen. Auch wenn Verliebte sich vielleicht mit Blicken verständigen können, so ist auch hier das ein oder andere Wort sicherlich irgendwann erforderlich.

In unserer mobilen Umwelt spielt zunehmend Kommunikation über Telefone eine immer größere Rolle. Auch hier wird das Gehör zusätzlich gefordert, aus der Fülle von Störlärm die schlechte Übertragungsqualität des Telefons herauszufiltern.

Allerdings ist nicht all dieses gehörschädigend im engeren Sinne. Selbstverständlich sind Lärmschutzmaßnahmen heutzutage weit besser und effektiver als noch vor 20 Jahren. Traktoren haben Lärmschutzkabinen, die Maschinen sind leiser geworden und Gehörschutz ist an Lärmarbeitsplätzen gesetzlich vorgeschrieben. Aber selbst da, wo es wirklich zu laut ist und eigentlich Gehörschutz getragen werden muß, finden sich nur wenige, die ihre Ohrstöpsel auch tatsächlich benutzen. Vielleicht ist eine akustische Kontrolle der Bandfunktion erforderlich, oder man will auf ein kurzes Gespräch mit anderen Mitarbeitern nicht verzichten, muß auf kurze Anweisungen des Vorgesetzten reagieren können. Dies alles sind Gründe, den Gehörschutz nicht zu benutzen und sich dem ungeheuren Lärm ungeschützt auszusetzen.

Tatsächlich haben Menschen unterschiedlich entwickelte Fähigkeiten, diesen Lärm oder diese Lautheit auszuhalten. Je nachdem, wie stark Lärm mit negativen Emotionen verquickt ist, wird er um so deutlicher als Streßfaktor empfunden. Gleichzeitig kann laute Musik bei Jugendlichen in der Diskothek durchaus Glücksgefühle hervorrufen. Trotzdem ist aber in einer bestimmten Lautstärke natürlich zumindest mittelfristig auch eine Gehörschädigung möglich.

Wird jedoch Lärm durch negative Besetzung oder einfach auch durch Überforderung als Streß empfunden, dann reagiert das Gehör auf diese Überlastung und reagiert körperlich und psychisch zugleich: „Ich kann nichts mehr hören", steht für den Wunsch, endlich Ruhe zu finden. – „Am liebsten möchte ich die Ohren zuklappen", oder gar „Mir klingeln die Ohren". Wenn dann, aus sicher unterschiedlichen Gründen, ein tatsächlicher Hörverlust hinzutritt, dann wird dieses „nicht mehr hören wollen" bittere Wirklichkeit, es kommt zu einem *Hörsturz* oder Hörverlust.

Aber auch ohne *Hörverlust* können Störgeräusche immer weniger verarbeitet werden, werden störende Töne oder Ohrgeräusche in der Hörbahn mobilisiert oder entdeckt. Die ständig geforderte Filterfähigkeit unseres Hörsystems hat jedoch aufgrund der vielerorts vorzufindenden ständigen Überlastung nur wenig Ressourcen und kann dann unter Umständen bestimmte Geräusche nicht mehr genügend wegfiltern oder aus der Wahrnehmung fernhalten. *So entstehen Störungen und Sensibilitätsverluste, bei denen Ohrgeräusche, wie der Tinnitus, aber gleichzeitig eine Signalwirkung haben.* Erst durch den Verlust der Stille wird die Wichtigkeit und Notwendigkeit einer körperlich wie geistigen Ruhe erkannt und dann auch wieder gesucht.

Sicher gehen die Menschen höchst unterschiedlich mit den Anforderungen und Belastungen des Alltags um, auch der hörende Mensch reagiert und lebt als Individuum und zeigt hier sehr unterschiedliche Reaktionen. Dennoch kann bei allen diesen Menschen aus höchst unterschiedlichen Gründen, auf die an dieser Stelle nicht weiter eingegangen werden soll, ein Ohrgeräusch auftreten und sich zu einem erheblichen Störfaktor oder gar zu einem Leiden entwickeln. Neben langsam, schleichend sich einstellenden Hörverschlechterungen, häufig als Folge von Überlastungen, kann es plötzlich zu Hörverlusten kommen oder können plötzlich Ohrgeräusche auftreten.

Natürlich ist dann eine gründliche Diagnostik unbedingt erforderlich. Dazu sollte möglichst umgehend nach Beginn der Beschwerden ein Ohrenarzt aufgesucht werden, der die Ursachen zu finden hat und sie schnell und zuverlässig zu behandeln weiß. Tatsächlich muß auch sicher sein, daß der Tinnitus nicht Folge einer, wenn auch meist gutartigen, tumorösen Erkrankung ist. Da dies aber sehr selten ist, sollte ein diagnostischer Ausschluß, etwa durch Ableitung von Hirnströmen nach akustischer Reizung oder durch eine Röntgen- oder Kernspintomographieaufnahme sehr schnell erfolgen. Klar ist ebenfalls, daß bei akuten Hörstörungen unbedingt so bald als möglich, wenn auch nicht notfallmäßig, eine sofortige Behandlung erfolgen sollte. Nach heutigem Erkenntnisstand sollten die Betroffenen dann *Ruhe einhalten* und möglichst krank geschrieben werden. Sie sollten auch *Infusionen* mit Medikamenten erhalten. Diese werden unter der Vorstellung gegeben, den Blutfluß zu vergrößern und dadurch die Energieversorgung des Innenohres verbessern zu können, damit dort Reparaturprozesse schneller und effektiver vollzogen werden können. Reicht diese Infusionsbehandlung nicht aus, so ist möglicherweise auch eine *hyperbare Sauerstoffbehandlung (HBO*)* sinnvoll, die noch effektiver Energie in Randbezirke des Körpers bringen kann.

In der Mehrzahl aller Fälle ist nach einer derartigen Behandlung das Problem dann auch beseitigt und die Hörminderung wieder aufgehoben. Der Tinnitus ist dann nicht mehr vorhanden oder wird jedenfalls nicht mehr wahrgenommen.

Aber es gibt auch Fälle, in denen auch schnell eingeleitete Behandlungen nicht gegriffen haben oder Reststörungen geblieben sind. Besonders dann muß im Gesamtzusammenhang des Patienten „ganzheitlich" geforscht werden, wodurch die gesund machenden Faktoren, die jeder Mensch hat, gestärkt werden können. Dabei sollten auch Unsicherheiten aufgedeckt werden, die den Patienten in seiner Gestaltungsfähigkeit beeinträchtigen und vielleicht auch einen negativen Einfluß auf die konkrete Hörverarbeitung haben.

Spätestens bei einer derartigen Betrachtung wird erkennbar, wie unterschiedlich die Menschen auf Hörsituationen reagieren und wie verschieden die akustische Sinneswahrnehmung der Menschen ist. Entsprechend verändert sich auch das Auftreten von Ohrgeräuschen. Die Situation ist dann nicht für alle gleich, die akustische Realität wird in ganz spezifischer Art und Weise verändert.

Der normal hörende Mensch und Patient

Bei den Menschen, die ein normales Gehör haben, sind, wenn auch grob vereinfacht, im wesentlichen zwei Typen zu unterscheiden: Einerseits die mehr „hörbetonten", damit meist auch kommunikativeren Menschen. Vielleicht lieben sie Musik, hören diese auch gerne und versuchen, typischerweise in Gesprächen Kontakte zu schließen und sich auszutauschen. Wenn diese Menschen ein störendes Ohrgeräusch bekommen, sind sie vielleicht beim Hören von Musik gestört oder gar beim Musizieren selbst. Der Tinnitus beeinträchtigt dann ihre normale Kommunikation. Ohne Hilfe kann es hier dazu kommen, daß diese Kommunikation vielleicht eingeschränkt wird, weil sie nicht mehr so positiv erlebt wird wie vor dem Tinnitusleiden. Andererseits sind diese Menschen vielleicht auch schnell in der Lage, über die Wahrnehmung anderer auditiver Eindrücke das Ohrgeräusch wieder zu habituieren, d.h. sie hören es nicht mehr.

Dagegen steht der mehr in sich gekehrte, von sich aus ruhigere Mensch. Er liest viel, kommuniziert in Briefen oder – moderner – mittels des Computers. Ihm sind Gespräche zwar nicht unangenehm, aber er führt sie mehr notgedrungen als lustvoll. Wird dieser Mensch von Tinnitus betroffen, dann wird das Ohrgeräusch oft als Strafe erlebt und als ungewöhnliche Härte. Die vorher so geliebte Stille scheint verloren. Gleichzeitig sinkt die Konzentrationsfähigkeit und damit auch der Spaß am Lesen, das Ohrgeräusch erscheint sehr dominant.

Das, was wir als normale *Habituation* bezeichnen, findet bei dem Menschen, der primär auf Hören ausgerichtet ist, eventuell eher statt. Wenn *erstmalig* ein Ohrgeräusch vernommen wird, wird es wahrscheinlich eher unwichtig empfunden und überhört. In der Folge wird es dann nicht mehr wahrgenommen. Derjenige, der sich in seiner Ruhe total gestört fühlt, wird das Ohrgeräusch hingegen gefährlich, angsteinflößend und unangenehm empfinden.

Wir glauben, daß die ruhesuchenden Tinnituspatienten sich durch den Tinnitus eher massiv gestört fühlen. Dennoch sind es letztlich dieselben Muster nervlicher Aktivität, nämlich eine abnorme Reizung der Hörbahn, die bei verschiedenen Menschen völlig unterschiedliche Reaktionen hervorrufen. Erschwerend kommt hinzu, daß ein Geräusch dann, wenn wir es neu, ärgerlich oder gar bedrohlich finden, in unserer Wahrnehmung viel stärker beachtet wird. Dies ist biologisch auch sehr sinnvoll, etwa um uns vor Gefahren zu warnen. So passiert mit neu oder erstmalig bemerktem Tinnitus ähnliches, besonders, wenn es als Störung der normalen Ruhe empfunden wird.

Hinzu kommt, daß die Regenbogenpresse und Sensationsmagazine voll von fürchterlichen Beschreibungen über Tinnitus sind: Es könne das Vorstadium eines Schlaganfalls sein, da ja die Durchblutung gestört sei; es könne sich eine „Ertaubung ankündigen" oder gar „der Wahnsinn beginnen", heißt es nicht selten. Der Arzt mag dann dann vielleicht noch hinzufügen, Tinnitus könnte „auch ein Zeichen eines Hirntumors" sein und schon ist der Patient total verunsichert und verängstigt.

Wirklich problematisch wird es, wenn nach gründlicher ärztlicher Diagnostik alle negativen Möglichkeiten (was glücklicherweise fast immer der Fall ist) ausgeschlossen wurden und der Patient den – primär sicher gut gemeinten – Spruch mitbekommt: „Da kann man nichts mehr machen". Dadurch wird das vordergründig vielleicht gar nicht so schlimme Ohrgeräusch negativ verstärkt und der Patient in seiner Hilflosigkeit belassen, allein gelassen.

Der geräuschempfindliche Mensch

Viele Menschen sind auch ohne Ohrgeräusche, wahrscheinlich wegen der vorhin beschriebenen akustischen Überlastung durch unsere laute Umwelt, schon sehr geräuschempfindlich. Die insgesamt stattfindende deutliche Überreizung aller Sinne führt in gewisser Weise zu einer Übersättigung. Diese Menschen meiden laute Geräusche von vornherein, vielleicht sogar schon seit der Kindheit. Ursache ist hier sicherlich eine ohnehin nicht sehr stark entwickelte Fähigkeit des Hörsystems, Störgeräusche auszublenden. Diese Menschen fühlen sich durch laute Geräusche sehr belästigt. Bekommen sie zusätzlich Tinnitus, dann entwickelt sich darauf häufig das Problem der sog. „Hyperakusis"*.

Gerade weil sie sich in der Vergangenheit noch nie lauten Geräuschen ausgesetzt haben, kann das Auftreten des Ohrgeräusches einerseits nicht verstanden werden, zum anderen wird doch vermutet, irgend etwas habe ihr empfindliches Gehör jetzt kaputt gemacht. Dies trifft natürlich um so mehr zu, wenn Auslöser des Ohrgeräusches ein wie auch immer geartetes Lärmtrauma ist, wie z. B. ein zerplatzter Luftballon oder eine plötzlich als sehr laut empfundene Musikquelle.

Wahrscheinlich waren diese Patienten schon immer eher ängstlich, „leicht aus der Ruhe zu bringen". Vor außergewöhnlichen Ereignissen und natürlich auch Reizen haben sie Angst. Diese Angst wird, wenn der Tinnitus vielleicht trotz seiner guten Erstbehandlung geblieben ist, immer mehr verstärkt. Häufig ist es dann so, daß ein auch nur geringfügiges lauteres Umweltgeräusch umgehend zu einer Verstärkung des Ohrgeräusches führt und im weiteren dann die Geräuschüberempfindlichkeit oder Hyperakusis zum eigentlichen Problem wird. Da diesen Menschen häufig geraten wird, sich dann vor Geräuschen zu schützen und ihre Ohren zuzustopfen, wird ihr Hörsystem immer empfindlicher und die Fähigkeit, Störgeräusche wegzufiltern, läßt immer mehr nach. Der Tinnitus ist dann eigentlich gar nicht mehr das wahre Problem, er ist lediglich der Gradmesser, an dem die jeweilige Verschlimmerung der Empfindlichkeit abzulesen ist. Wirklich im Vordergrund steht aber hier die Angst. Die Angst vor Neuem, die Angst vor Gefährlichem, die Angst vor Lautem und letztlich dann auch die Angst vor Veränderungen. Alles kann bedrohlich werden, das mühsam aufgebaute, überaus empfindliche Schutzmäntelchen kann durch kleinste außergewöhnliche Erregungen zerstört werden.

So setzt die Hyperakusis einen Kreislauf aus Empfindlichkeit, Angst vor Geräuschen und erneuter negativer Verstärkung in Gang. Der Betroffene scheint schließlich dem Überfluß akustischer Informationen scheinbar willenlos ausgeliefert, er wird von Geräuschen, selbst leisen, völlig dominiert. Eine Folge daraus kann die soziale Isolation sein, weil sich die Patienten praktisch nirgendwo hinzu gehen wagen und sich mehr und mehr abkapseln.

Bei diesen Patienten wird also durch den Tinnitus die Empfindlichkeit noch verstärkt. Das grundsätzliche Problem ist allerdings sicherlich die Angst, und vorrangig muß gerade diese Angst behandelt werden.

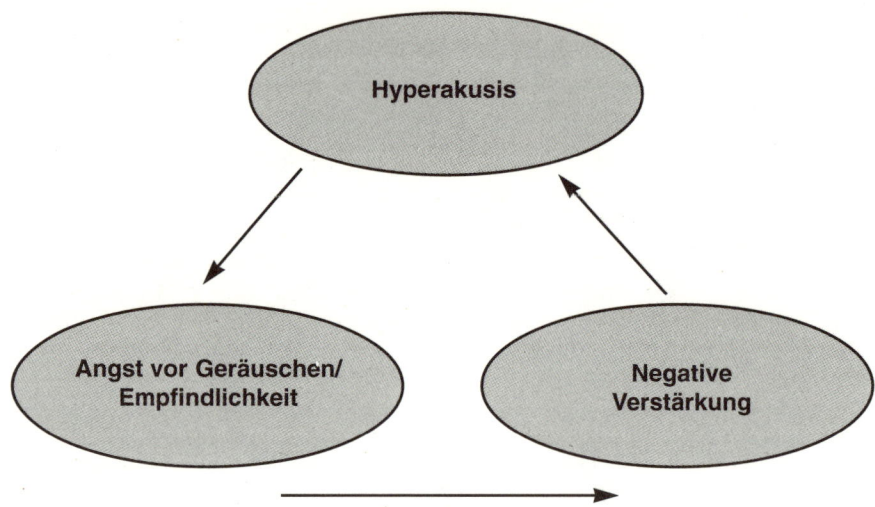

Der schwerhörige Mensch

Die meisten Patienten entwickeln ihre Schwerhörigkeit allmählich und merken eigentlich erst nach und nach, daß sie bestimmte Dinge nicht mehr einfach verstehen und sich mehr konzentrieren müssen, um Gesprächen folgen zu können. Z. B. muß das Fernsehgerät lauter gestellt werden. Häufig sind es die Mitmenschen, die dem Betroffenen sagen, er solle doch sein Gehör einmal überprüfen lassen.

Noch häufiger wird allerdings gewitzelt; dann leider ist Schwerhörigkeit immer noch ein Zeichen von Lächerlichkeit. Das ist auch oft der Grund, warum die Patienten selbst sich ihre Schwerhörigkeit nicht eingestehen wollen und „die Schuld bei den anderen suchen" („Du nuschelst immer so", „Warum redest du auch immer so leise").

Der Tinnitus ist dann oft der Grund, sich wirklich mit der Schwerhörigkeit auseinanderzusetzen, diese vielleicht auch erst zuzulassen. Häufig ist aber auch der Tinnitus eine fast willkommene Entschuldigung. Denn eigentlich ist das Hören ja nur wegen des Ohrgeräusches so schlecht. Tatsächlich entsteht das Ohrgeräusch aber häufig gleichzeitig mit der Hörminderung und rückt erst irgendwann durch andere Auffälligkeiten, beispielsweise nach einer Mittelohrentzündung oder nach einer starken Erkältung quasi in den Fokus. Fast immer ist der Tinnitus bei diesen Patienten ein Ton, der in der Frequenz des größten Hörverlustes auftritt. So ist sicherlich ein weiterer wesentlicher Grund für die Entstehung eines Ohrgeräusches bei schwerhörigen Patienten die verstärkte Anregung gerade dieses Frequenzbereiches im Innenohr. Von der Hörrinde, dem zentralen Verarbeitungsort, wird dann über sog. „efferente Bahnen" der Befehl gegeben, gerade diese Frequenzen zu verstärken. Dann wird natürlich besonders die in diesem Bereich auftretende Störfrequenz verstärkt, und der Tinnitus wird so immer deutlicher.

Häufig haben diese Menschen lange im Lärm gearbeitet oder in der Jugend ein Lärmtrauma erlitten. Die daraus entstehende Hörminderung wird aber erst dann bemerkt, wenn die Konzentrationsfähigkeit vielleicht insgesamt etwas abnimmt und die hohe Spannkraft der Jugend nachläßt. So hat der Tinnitus auch gleichzeitig noch die Funktion, Ursache für Konzentrationsstörung und Schlafmangel zu sein, quasi als Sündenbock zu dienen.

Patienten mit Hörgeräten

Menschen, die wegen ihrer Hörminderung bereits ein Hörgerät tragen und damit gut zurecht kommen, haben in aller Regel, auch wenn sie ihr Ohrgeräusch erstmalig bemerken, keine großen Schwierigkeiten, dieses zu habituieren.

Viel problematischer ist es, wenn das Hörgerät nicht akzeptiert wird oder nicht gut eingestellt ist. Wieder ist dann das Ohrgeräusch der Grund dafür, daß das Hörgerät nicht wirkungsvoll eingesetzt werden kann, ja abgelehnt wird, weil eben alles nur noch lauter wird. Deutlich wird hier ein großes Manko bei der Hörgeräteversorgung: Tatsächlich kann ein Hörgerät nur die durch das Mikrofon eingefangenen Frequenzen verstärken, dem Ohr quasi lauter anbieten. Natürlich verfügt es nicht über die Fähigkeiten des normal hörenden Ohres, laute Geräusche abzuschwächen. Allerdings wird dies durch moderne Technik zunehmend mehr ermöglicht, wenn auch nie in der Vollendung, wie es das menschliche Ohr kann. Ist das Hörgerät nun nicht in der Lage, eine derartige Begrenzung vorzunehmen, und hat der Patient sich nicht daran gewöhnt, in welchen Situationen er das Hörgerät vielleicht von vornherein leiser stellen muß, dann leidet er besonders wegen seiner ohnehin stärkeren Lautheitsempfindung (engl. „Recruitment"*) sehr stark darunter. Eventuell wird dann der Tinnitus als Ursache dafür angesehen oder er wird durch diese fast „schmerzhafte" Lautheit noch lauter.

Oft haben Hörgeräte auch ein Eigenrauschen, was den Tinnitus entweder positiv beeinflussen kann, oder aber, wenn das Eigenrauschen negativ bewertet wird, als ein zusätzliches Geräusch den Tinnitus noch verstärkt.

Patienten mit fluktuierender Hörschwelle

Zahlreiche Menschen leiden unter Schwankungen des Gehörs, hauptsächlich im Tieftonbereich. Diese Patienten, die häufig wegen immer wiederkehrender Hörstürze behandelt werden, erkennen für sich häufig keinen Grund für das Schwanken ihres Gehörs und empfinden es als äußerst schicksalshaft. Besonders schwerwiegend ist hier, daß die Betroffenen sich auf ihr Gehör nicht mehr verlassen können und ihnen plötzlich „ihr Ohr zufällt". Nicht selten kommt häufig eine starke *Druckbelastung* des Ohres hinzu, die zusätzlich ständig die Aufmerksamkeit auf das Ohr richtet.

Ein bei diesen Personen auftretendes Ohrgeräusch, das zumeist tieffrequent und mehr als Brummen erscheint, verstärkt die Aufmerksamkeit der Betroffenen auf ihr Ohr weiter. Allerdings steht bei diesen Patienten fast immer die Hörminderung und besonders der Ohrdruck im Vordergrund des Beschwerdebildes. Sie stehen unter einer ständigen Anspannung und leben auch in dauernder Angst, ihr Gehör könne ganz wegbleiben oder es könne wieder ein erneuter „Hörsturz" auftreten.

Tatsächlich deuten wir diese Beschwerden eher als Folge einer wahrscheinlich Stauung von Lymphflüssigkeit im Innenohr aufgrund einer mangelnden Verarbeitung eben dieser Lymphflüssigkeit. Zwar ist die Ursache hierfür nicht bekannt, aber häufig gehen die Beschwerden mit auch sonst körperlichen starken Verspannungen und Anspannungen einher. Jedenfalls sind diese Patienten stark verunsichert, sie sind sich ihres Körpers nicht mehr sicher, insbesondere ihrer Sinne. Angst und physische Unsicherheit führen dann häufig zu auch zu sozialer Verunsicherung. Bewußtsein und Vertrauen in den eigenen Körper gehen sehr schnell verloren.

Menière-Patienten

Kommt zu diesen fluktuierenden Tieftonstörungen noch ein starker *Dreh-schwindel* hinzu, was häufig bei Patienten mit der Menièreschen Krankheit (Morbus Menière) der Fall ist, dann steht dieser Schwindel eindeutig im Vordergrund des Beschwerdebildes. Zwar haben auch diese Patienten, ähnlich wie die früher beschriebenen, Störungen des Tieftongehörs mit begleitenden Ohrgeräuschen und Ohrdruck, aber die Schwindelattacken werden als viel bedrohlicher erlebt und führen ebenfalls zu starker Verunsicherung und einer Beeinträchtigung des allgemeinen Lebens.

Wichtig ist hier, daß glücklicherweise *nur sehr wenige* Patienten, die an fluktuierenden Hörminderungen leiden, auch einen Morbus Menière bekommen. Wahrscheinlich aber ist die Ursache der Lymphverarbeitungsproblematik bei beiden Formen die gleiche. Die eben beschriebenen Unsicherheiten bezüglich des eigenen Körpers sind natürlich durch den Schwindel noch wesentlich ausgeprägter, hier dominiert die „Haltlosigkeit". Der Schwindel und die *Angst vor Schwindelattacken* machen oft ein selbstbewußtes, selbstbestimmtes Leben unmöglich.

Diese Beschreibungen der akustischen Wirklichkeit von betroffenen Patienten mit oder ohne Hörminderung und vor und nach einer Tinnituserkrankung sollen nur darstellen, wie unterschiedlich das Hören erlebt werden kann. Alle beschriebenen Formen lassen sich in gewisser Weise therapeutisch angehen, die beschriebenen Zustände müssen also keineswegs so bleiben wie sie sind. Dennoch ist immer die Erfassung der individuellen Ausprägung der Belastung, die der Betroffene in seiner akustischen Wahrnehmung und seiner konkreten Verarbeitung von allem, was er hört, erlebt, von großer Bedeutung. Die spezifische Therapie muß auf diese individuellen Eigenheiten der Wahrnehmung und des Befindens eingehen, und das heißt vor allem, auf die Hintergründe der wahrgenommenen körperlichen Unzulänglichkeit und des Empfindens des Patienten, sein Körper bzw. seine Sinne funktionierten nicht so, wie sie sollten.

Teil II:
Stationäre Tinnitus-Therapie

4.
Spezielle Hörtherapie:
Strategien zur Verbesserung der auditiven Wahrnehmung

C. Wöhrmann, U. Spitzer, P. Speth, S. Schneider, S. Kleine

unter Mitarbeit von G. Hesse

Das Wahrnehmungs- oder Habituationstraining

Wahrnehmung und zentrale Verarbeitung entscheiden bei jedem Sinneseindruck über dessen Bedeutung und Wirkung. Dies betrifft insbesondere auch die Hörwahrnehmung. Unsere gesamte Kommunikation basiert, wahrscheinlich viel mehr als uns allen bewußt ist, auf der auditiven Wahrnehmung. Gespräche, Sprache, Verträge, Wortbildungen und Kongresse: ohne Verstehen *und* Verständnis ist all dies undenkbar.

Während aber das pure Aufnehmen von Reizsignalen, auch akustischer Art, schon in der Embryonalzeit möglich ist, so ist das, was wir als Hörwahrnehmung bezeichnen, oder eben Verständnis, Folge eines Entwicklungs- und vor allem Lernprozesses. Auch als normal hörende Erwachsene können wir in einem fremden Land, dessen Sprache wir nicht mächtig sind, sehr wohl Laute in uns aufnehmen und vielleicht auch durch Beurteilung der Gestik und sonstige Ausdrucksweise uns einiges zusammenreimen, den wirklichen Sinn dieser Gespräche können wir jedoch nicht erfassen. Allerdings können wir diese Sprache erlernen, und dann ist unser Erkenntnisstand ein gänzlich anderer.

Auch bei Störungen des Hörsystems, auch und gerade wenn durch Zerstörung von Sinneszellen die akustische Informationsaufnahme eingeschränkt ist oder wenn durch Ohrgeräusche das normale Hören qualitativ verändert wird, sind es Lernprozesse, die uns diese neue Situation verarbeiten und optimieren helfen.

Bei Musikern ist eine derartige Hörschulung bekannt, je früher die musikalische Ausbildung eingesetzt hat, desto größer ist die Fähigkeit des Musikers, später Töne und Harmonien zu unterscheiden. Menschen, die musikalisch niemals gefördert worden sind, haben sicherlich später wesentlich mehr Schwierigkeiten, die Feinheiten von Musik zu nutzen und zu erkennen. Allerdings ist auch hier, selbst in späteren Jahren, eine gewisse Entwicklung möglich.

Gerade bei unseren Tinnituspatienten und vielleicht noch viel mehr bei denen, die unter Hyperakusis leiden, ist die Hörwahrnehmung entscheidend eingeschränkt oder durch die Störgeräusche dominiert. Fähigkeiten, die für eine normale Hörwahrnehmung selbstverständlich sind, können nicht mehr angewandt werden, etwa die Differenzierung von Schalleindrücken im Störschall oder etwas subjektiver, das genußvolle Hören trotz Tinnitus.

Wir haben in unserer Klinik sehr früh angefangen, diese *Wahrnehmungsstörung* bei unseren Patienten einzuordnen und zu erkennen, zu diagnostizieren. Der Bedarf, die Hörwahrnehmung zu trainieren, erschien uns sehr groß, sahen wir doch bei fast allen Patienten hier elementare Defizite.

Besonders deutlich wird dies bei den Patienten, die z. B. lange Zeit nach einem einseitigen Hörsturz über ein verzerrtes Hören klagen. Diese Verzerrung beruht im wesentlichen auf einem veränderten Hören: Das, was vor dem Hörsturz als normal und seitengleich empfunden wurde, wird nach dem Hörsturz, etwa durch eine bestehende Hörminderung, als ungleich oder verzerrt empfunden. Hier wird normalerweise durch interne Verarbeitungsmechanismen sehr schnell wieder eine Seitengleichheit erreicht. Wird allerdings eine Akzeptanz abgelehnt oder ein Hörtraining als unzumutbar, weil „qualitativ so schlecht und grauenhaft" zurückgewiesen, dann kann auch eine Habituation nicht eintreten.

Hierin haben wir für unsere Patienten eine große Aufgabe gesehen, mit ihnen zusammen die ungeheuren Fähigkeiten der auditiven Wahrnehmung zu verbessern und auch gleichzeitig zu nutzen.

Im Verlauf der letzten fünf Jahre haben unsere Hörtherapeutinnen die einzelnen Übungen zur Wahrnehmung und Verbesserung zusammengetragen und ein regelrechtes Curriculum entwickelt, eine Serie von Übungsstunden, die jeweils aufeinander aufbauen. Die Patienten selber müssen an diesen Übungen nicht nur teilnehmen, sondern auch zwischen den einzelnen Stunden Übungen machen, sie bekommen gleichsam Hausaufgaben auf. Auch nach der Entlassung aus der Klinik sind diese Wahrnehmungsübungen ein wesentlicher Bestandteil der Arbeit zur Habituation des Tinnitus.

Mittlerweile gibt es auch für unsere ambulanten Retrainingtherapie-Patienten ein ähnliches Curriculum, in etwas verkleinerter Form, da wir den Patienten ja nicht so lange und intensiv hier betreuen können. Wir wollen im folgenden dieses Curriculum von Wahrnehmungsübungen vorstellen.

Generell sollen im Wahrnehmungs- und Habituationstraining für die Patienten neue Strategien und Denkansätze im Umgang mit Tinnitus, der Geräuschempfindlichkeit und Hörverlust aufgezeigt werden. Natürlich sind die jeweiligen Konstellationen unterschiedlich, manche Patienten leiden unter allen diesen Problemen, bei anderen steht die Geräuschempfindlichkeit bzw. der Tinnitus deutlich im Vordergrund.

Die von uns in der Klinik betreuten Patientengruppen bestehen im stationären Setting aus 8-11 Patienten, in der ambulanten Retrainingtherapie aus 3-5 Patienten. Zu Beginn aller Übungen steht eine ausführliche Diagnostik, die neben der ohnehin erforderlichen audiologischen Diagnostik auch eine spezielle Erfassung der konkreten Hörsituation umfaßt. Einerseits wird hier unterschieden zwischen Patienten, die einen Hörverlust haben und den weitgehend Normalhörenden. Besonders bei den Patienten mit Hörverlust ist evtl. die Einbeziehung und Neuanpassung von Hörgeräten eine entscheidende Grundlage, die dann im Hörtraining ganz spezieller Anpassung und Schulung bedarf.

Einerseits gibt es für viele der von uns gesehenen Wahrnehmungsstörungen gleiche Therapie- und Übungsansätze, eben weil beim konkreten Umgang mit Außengeräuschen immer wieder Parallelen auftreten.

Andererseits ist das, was wir als akustische Realität bezeichnen und was bereits in einem vorigen Kapitel ausführlich dargestellt worden ist, auch für die hier vorgestellten Übungen von erheblicher Relevanz. Bezogen auf unsere Übungseinheiten ist es daher wichtig, bereits zu Beginn des Habituationstrainings die Patienten diesbezüglich einschätzen zu können, nicht zuletzt deshalb, damit nachher auch ein gewisser Veränderungszustand oder Lernerfolg festgestellt werden kann.

Als akustische Realität werden die im Verlauf des Lebens gespeicherten Geräuscherfahrungen bezeichnet sowie die persönliche konstitutionsbezogene Verarbeitung und Reaktion auf diese Erfahrung. Dabei ist besonderes die konkrete Bewertung von Geräuschen durch die jeweilige Befindlichkeit und Lebenssituation veränderbar.

Beispiel: Herr A. fühlt sich morgens von Vogelstimmen gestört, weil sie seine Schlafenszeit verkürzen. Dagegen empfindet er Vogelstimmen als angenehm, wenn er einen Spaziergang in der Natur unternimmt. Gleichzeitig wird die akustische Realität von unterschiedlichen Einstellungen beeinflußt.

Typ: „Alles ist zu laut". Bei diesen Patienten werden alle Geräusche, z. B. Kühlschrank brummen, Konzertbesuche, Computerlüfter u. ä. als zu laut empfunden, auch wenn sie in einem Lautheits-Normalbereich liegen. Dieses „zu laut" entsteht durch die Angst, das Hörvermögen könne sich durch die Geräusche verschlechtern. Die Wahrnehmung wird hierbei bezüglich der Lautheitsempfindung extrem sensibilisiert. Dann kommt es zu einer Schutzreaktion vor Geräuschen und damit zu einem Rückzug in ein stilleres, aber auch einsameres Leben.

Typ: „Die sind so gemein". Als „gemein" werden Geräuschsituationen bewertet, die der Patient als persönlichen Angriff erlebt. Z. B. überträgt sich ein noch vorhandener Konflikt, beispielsweise mit Nachbarn, der noch nicht gelöst werden konnte, auf die Geräuschsituation. Dann wird der Nachbar als besonders gemein empfunden, wenn er beispielsweise den Rasen mäht. Das Mähen des Rasens wird dadurch gleichzeitig in seinem Störwert massiv verstärkt, Folge sind intensivierte Geräuschwahrnehmungen und eine gleichzeitig vorhandene innere Anspannung.

Hyperakusis

In der Diagnostik der konkreten Hörsituation kommt der Bedeutung der Geräuschempfindlichkeit und ihren unterschiedlichen Ausprägungen besondere Bedeutung zu. Hierzu wird von den Patienten ein spezieller Fragebogen, der sog. „Geräuschempfindlichkeits-Fragebogen" (GEMPF), ausgefüllt, bei dem auf einer Analogskala von 0-100 die jeweilige Ausprägung der Geräuschempfindlichkeit angegeben werden muß.

Häufig ist der Entstehungszeitpunkt der Geräuschempfindlichkeit mit dem Beginn der Ohrgeräuschwahrnehmung verbunden. Allerdings bestand auch bei einigen Patienten schon vorher eine Empfindlichkeit gegenüber verschiedenen Geräuschqualitäten und Geräuschlautstärken.

Sicherlich gibt es für Lautheitsempfinden eine persönliche Toleranzgrenze, die bei den Menschen unterschiedlich stark ausgeprägt ist und auch situations- bzw. geräuschbezogen ist. So ist bei einigen Menschen die Toleranzgrenze bezüglich spezifischer Geräusche, wie z. B. Kinderstimmen oder Lüfter von Computern schnell erreicht, je nachdem, wie weit sie in ihrem normalen Alltag durch diese Sachen gestört werden.

Im Vergleich zu anderen Personen finden diese Patienten dann eben solche Geräusche als viel zu laut und möchten sich möglichst schnell aus dieser Situation entfernen bzw. sie gar nicht erst entstehen lassen.

Eine weitere große Schwierigkeit besteht darin, Geräuschkulissen, wie z. B. Restaurantgeräusche, Straßenverkehr, Kirchenkonzerte oder ähnliches differenziert verarbeiten zu können. Besonders bei den Patienten, bei denen Hyperakusis oder Tinnitus durch eine laute Geräuschsituation ausgelöst wurden, wird eine derartige Situation immer als verantwortlich angesehen und dann stark mit emotionaler Ablehnung besetzt. Die normale Fähigkeit, sich in diesen Situationen auf das Wesentliche zu konzentrieren und die internen vorhandenen Filtermöglichkeiten der Hörverarbeitung so zu nutzen, daß Störgeräusche eben unterdrückt werden, ist von diesen Patienten nicht oder nur sehr wenig anwendbar. Die Patienten werden durch das Hörerleben bei nicht aktivierter Filterfunktion sehr stark überfordert, gleichzeitig fühlen sie sich der Geräuschkulisse ausgeliefert. Dadurch entstehen Gefühle wie Angst, Ohnmacht, Wut und Ärger, die das Erleben insgesamt dominieren.

Häufig treten dann auch körperliche Symptome, z. B. Druckschmerz im Ohr, Schweißausbruch, Kopfschmerzen oder Herzjagen auf und verstärken dadurch die Geräuschempfindlichkeit nur noch.

Bei der Unterscheidung der Geräuschempfindlichkeit ist aber auch sehr wichtig, die Grundlage der Geräuschempfindlichkeit weiter einzugrenzen. Während die eben beschriebenen Geräuschempfindlichkeitsformen eigentlich alle Patienten betreffen können, ist die Form, die allgemein als „Recruitment" bezeichnet wird, immer die Folge einer Innenohrschwerhörigkeit und durch Trainingsmaßnahmen dadurch auch nur sehr begrenzt beeinflußbar.

Das Recruitment entspricht zwar auch einer Geräuschüberempfindlichkeit, ist aber definiert als fehlender Lautheitsausgleich. In den Hörprüfungen kann sehr gut festgestellt werden, ob eine Störung auf einer Innenohrschädigung, also einer Schädigung von Sinneszellen, beruht oder nicht. Ist in gerade diesen Frequenzen auch eine Überempfindlichkeit vorhanden oder eben ein fehlender Lautheitsausgleich, dann spricht man von Recruitment.

Dieses Phänomen basiert darauf, daß die äußeren Haarzellen im Innenohr sowohl eine Verstärkungs- als auch eine Abschwächungsfunktion haben und damit dem Innenohr die wunderbare Fähigkeit verleihen, sowohl leise Geräusche, eben durch Verstärkung, wahrnehmen zu können als auch sehr laute Geräusche durch Abschwächung aushalten zu können.

Entsteht ein Sinneszellschaden (der ja vornehmlich im Bereich der äußeren Haarzellen auftritt), so geht die Fähigkeit der Verstärkung und Abschwächung schon im Innenohr verloren. Leise Geräusche können dann nicht mehr gut gehört werden, aber auch die Fähigkeit, laute Geräusche abzuschwächen, geht verloren. Das führt dazu, daß der Schwerhörige oft nachfragt, aber gleichzeitig die überlaute Erwiderung des Gesprächspartners empfindlich zurückweist und sagt: „Schrei doch nicht so!".

Zwar betrifft das Recruitment ausschließlich die Frequenzen der konkreten Innenohrschwerhörigkeit, da aber viele Geräuschquellen derartige Frequenzen enthalten, werden laute Situationen als unangenehm empfunden.

Ist die Schwerhörigkeit noch ausgeprägter und betrifft vielleicht fast alle Frequenzbereiche oder besteht gar eine hochgradige Schwerhörigkeit, so wird vieles nur noch verzerrt oder bruchstückhaft wahrgenommen, das Richtungshören ist deutlich eingeschränkt. Häufig kann durch Hörgeräte hier nur eine annähernde Verbesserung erreicht werden, die gleichzeitig zusätzlich eine deutliche Überforderung darstellt.

Ein selektives Hören wird hier deutlich erschwert, da die gehörte Geräuschkulisse zunächst ohne erkennbaren Informationsgehalt ist. Bis zum konkreten Wiedererkennen des Geräusches und seines Herkunftsortes bzw. dem konkreten Sprachverstehen wirken alle Geräusche zunächst sogar als bedrohlich. Unbekannte und bedrohliche Geräusche werden aber so lange als verstärkt wahrgenommen, bis dann durch Sprachverstehen und Wiedererkennen wichtige (mit Information) von unwichtigen (ohne Information) Geräuschen getrennt und damit verstärkt bzw. ausgefiltert werden können.

Von dem Schwerhörigen verlangt dieser Prozeß sehr viel Konzentration und führt zu einer Überforderung, besonders wenn der Betroffene sehr unter Leistungsdruck steht oder Versagensängste hat. Diese Erfahrung kann dann dazu führen, daß es dem Schwerhörigen immer schlechter gelingt, über die Bedrohlichkeit der Geräuschkulisse hinaus zu hören und einzelne Geräusche zu erfassen.

Diese Patienten brauchen eine ganz besondere Trainingszuwendung, hier ist wesentlich das Erlernen von speziellen Hörtaktiken und natürlich auch das Nutzen möglicher technischer Hörhilfen, die die Anwendung des Hörgerätes deutlich verbessern können (Richtungsmikrofon, Telefonverstärker, Mikroport-Anlage* u. ä.).

Nachdem also die akustische Realität des Patienten bzw. seine konkrete Hörsituation erfaßt worden ist, dies geschieht in einem intensiven Einzelgespräch, beginnen dann die eigentlichen Wahrnehmungs- oder Habituationstrainings-Übungen.

Diese bestehen einerseits aus Übungen zum Schärfen der Wahrnehmung allgemein und dann besonders der Hörwahrnehmung und im zweiten Teil aus Übungen zur Verbesserung des selektiven Hörens oder des sog. „Fokussierens*.

Wahrnehmungsübungen

Generell besteht die Trainingsstunde aus 3 Teilen: In der *Vorbereitungsphase* werden die Patienten der Gruppe, die aus nicht mehr als 6 Personen bestehen sollte, auf die Übungen vorbereitet und ihnen das konkrete Vorgehen erklärt. Im *zweiten* Teil wird dann die Übung durchgeführt, im *dritten* Teil findet ein ausführliches Auswertegespräch statt, in dem die einzelnen Erfahrungen zusammengetragen werden und auf diese individuell eingegangen wird.

Gewöhnlich ist eine der ersten Übungen des Habituationstrainings die folgende:

Die „Blindführeinheit"

Die Aufgabe besteht darin, daß sich jeweils ein Patient von einem vertrauenswürdigen Partner im Freien mit verbundenen oder geschlossenen Augen *führen* lassen soll. Wichtig ist dabei, daß das Gelände nicht zu einfach ist und dem Patient Gelegenheit gegeben wird, möglichst viel zu ertasten – sowohl mit den Händen als auch mit den Füßen. Es soll intensiv auf Umgebungsgeräusche, auf Temperaturunterschiede oder unterschiedliche Geruchsqualitäten geachtet werden. Auf keinen Fall sollten sich die Teilnehmer in der Übung, die in der Regel 15-20 Minuten dauert, unterhalten. Im anschließenden Auswertegespräch werden die Eindrücke oder Erlebnisse ausgetauscht, wobei besonders auf die folgenden Fragen eingegangen wird:

☐ Wie haben Sie sich in der Situation gefühlt?

☐ Was hat sich in der Wahrnehmung verändert?

☐ Was hat sich in der Hörwahrnehmung verändert?

Häufig machen die Patienten in dieser Übung sehr differenzierte Erfahrungen. Exemplarisch dafür sind Aussagen wie die folgenden: *„Ich mußte mich überwinden, um mich voll und ganz auf meinen Partner zu verlassen."* – *„Ich hatte Angst vor Schwindel oder vor dem Fallen."* – *„Endlich konnte ich die Verantwortung einem anderen übertragen."*

Umgebungsgeräusche werden besonders zur Orientierung eingesetzt, dabei sind einerseits mehr Geräusche als mit nicht verbundenen Augen zu hören, gleichzeitig werden diese Geräusche intensiver wahrgenommen.

Die Unterschiede des jeweiligen Untergrundes sind mit den Füßen gut zu spüren. Dabei ist bei den Patienten einheitlich, daß die Unebenheiten deutlich stärker wahrgenommen werden und der Gang anfangs unsicher ist und sie mit zunehmender Dauer der Übung auch an Sicherheit gewinnen.

Im Gesicht und auf der freien Haut sind Temperaturunterschiede im Schatten und in der Sonne deutlich zu spüren, Hell- und Dunkelunterschiede bei verbundenen Augen werden zur Steuerung benutzt, indem Hindernisse erahnt werden. Auch der Geruchssinn ist etwa beim Erkennen frisch gemähten Rasens oder blühender Blumen sehr geschärft.

Immer rufen diese Wahrnehmungen Assoziationen mit gemachten Erfahrungen hervor. Auch der Einfluß von Gefühlen auf diese Wahrnehmung wird sehr deutlich. Gleichzeitig wird den Patienten in der Übung bewußt, daß, da der Mensch eher auf den Sehsinn ausgerichtet ist, die anderen Sinnesorgane, wie der Hör- und Tastsinn, der Geruchs- und Geschmackssinn, dadurch nur untergeordnete Rollen spielen. Ist die Sinneswahrnehmung jedoch verändert (hier durch vorübergehende Ausschaltung des Sehorganes), dann werden diese Sinne geschärft und gleichzeitig der Eindruck vermittelt, die Wahrnehmung sei intensiver als sonst. Gleichzeitig werden die Sinneseindrücke in diesem Augenblick sehr wichtig und treten in den Vordergrund. Sie werden erfahrbarer, eben weil sie Träger wichtiger Informationen sind. Gleichzeitig tritt all das, was unwichtig und uninteressant ist, mehr in den Hintergrund.

Zusätzlich machen die unterschiedlichen Patientengruppen in dieser Übung auch ganz spezifische Erfahrungen:

Patienten mit Hörgeräten lernen in dieser Situation, sich auf Ihre Ressourcen zu verlassen und diese zu stärken. Sie erfahren, daß sie sich nicht nur über das Ohr orientieren müssen, sondern sich auch auf ihre anderen Körperfühler verlassen können. Gleichzeitig wird ihnen aber bewußt, daß sie bestimmte Geräusche nicht mehr hören können, entsprechend ihrer Hörminderung.

Patienten mit Hyperakusis sind oft sehr auf das Hören fixiert. Da dieser Sinneseindruck durch die Übung geschärft wird, empfinden Patienten diese Situation als extrem laut, auch wenn sie eigentlich nur leise oder ganz normal laute Geräusche gehört haben.

Patienten mit Schwindelproblematik haben schon zu Beginn der Übung Angst, daß ihnen dabei schwindlig wird. Ihnen fällt es sehr schwer, sich auf ihre eigenen Körperfühler zu verlassen. Der Schwindel entsteht durch die Vorstellung, auf sich gestellt, ohne Orientierung zu sein. Sie spüren daher ihren Körper nur im Schwindel und haben kaum Vertrauen. Es ist daher sehr wichtig, daß diese Patienten selbst das Tempo bestimmen und jederzeit abbrechen können. Sie fühlen sich schnell überfordert.

Angstpatienten haben große Schwierigkeiten, die Übung mitzumachen. Aus Angst vor Überforderung oder Angst vor Versagen, es nicht so gut wie die anderen machen zu können, brauchen sie ebenso solche Begleitung und Anleitung wie Schwindelpatienten.

Einige Patienten machen – durch die Anspannung und die Intensivierung der Hörwahrnehmung – nicht selten die Erfahrung daß der Tinnitus in der Übung lauter wird. Viele Patienten jedoch erfahren, daß der Tinnitus in dieser Situation eher in den Hintergrund tritt, daß neue Eindrücke und neue Erfahrungen für sie zu einer Verlagerung vom Tinnitus weg führen.

Wahrnehmungsübung der vier Sinne

In einer weiteren Übung wird die differenzierte Sinneswahrnehmung dann weiter geschärft (über die Arbeit mit dem Bewegungssinn siehe später).

Bei unseren Patienten ist die Zentrierung auf den Tinnitus häufig so stark, daß andere Eindrücke dadurch getrübt oder extrem eingeschränkt wirken. Bei unseren fünf Sinnesqualitäten ist sehr auffällig, daß die meisten Menschen das Auge als ihr wichtigstes Sinnesorgan bezeichnen. Dennoch kann gerade das Auge uns am meisten täuschen oder ablenken. Von den kommunikativen Sinnen hingegen ist das Gehör dem optischen deutlich überlegen. Diese spezifische Wahrnehmungsübung wird daher „Übung der *vier* Sinne" genannt, da wir versuchen, das Auge bewußt zu schließen, eben weil visuelle Eindrücke wichtige Erfahrungen oder Empfindungen vorwegnehmen und andere Sinnesqualitäten dadurch unterdrückt werden.

Zur Übung selbst sitzen die Patienten in einem Halbkreis mit jeweils geschlossenen Augen.

Die Übung beginnt mit dem Geruchssinn:
Die Hörtrainerin reicht unterschiedliche Duftstoffe in kleinen Behältern herum, es wird dann besprochen und differenziert, um welche Gerüche und Düfte es sich handelt.

Tastsinn:
Dazu werden unterschiedliche Gegenstände weitergereicht, die durch den Tastsinn auf Konsistenz, Material, Beschaffenheit, Temperatur usw. überprüft werden.

Werden diese beiden Sinnesorgane miteinander verglichen, so stellt sich fast immer heraus, daß der Tastsinn ausgeprägter ist und es weniger Schwierigkeiten bereitet, mit dem Tastorgan zu differenzieren. Andererseits spielt der Geruchssinn, auch wenn viele Menschen beim Identifizieren von Gerüchen nicht so geübt sind und damit auch dem Geruchssinn weniger Bedeutung beimessen, im Alltag eine große Rolle, z. B.:

☐ bei der Nahrungsaufnahme

☐ bei der Steigerung des Wohlbefindens

☐ wenn man jemand „nicht riechen kann" oder

☐ beim Erkennen von Gefahren.

Der Geschmackssinn:
Bei dieser Übung müssen sowohl Augen als auch Nasen verschlossen werden. Erst dann ermöglichen uns die Geschmacksknospen auf der Zunge, lediglich die vier Grundstoffe „süß, bitter, sauer, salzig" zu unterscheiden. Hierdurch wird deutlich, wie wichtig beim Genießen und Herausschmecken von Aromen oder feineren Geschmacksnuancen der Geruchssinn ist. Erst mit offener Nase schmecken wir mehr als sauer, süß, salzig und bitter.

Schließlich: Der Hörsinn:
Hier geht es darum, verschiedene Musikstücke und auch Geräusche auf Emotionen, Assoziationen und Reaktionen zu überprüfen. Die Patienten bekommen hier Kassetten mit verschiedenen Höreindrücken vorgespielt. Auf diese Höreindrücke wird höchst unterschiedlich reagiert:

Es können Ärger und Wut entstehen, manche erinnern sich an bestimmte Situationen, daraus wiederum kann Freude entstehen. Die Musik kann die Stimmung steigern, kann auch zu guter Entspannung führen.

In dieser Übung zur Schärfung der vier Sinne versuchen wir, den Patienten zu verdeutlichen, daß alle Sinnesorgane von großer Bedeutung sind und sich gegenseitig ergänzen. Wir können viel ganzheitlichere Erfahrungen machen und gleichzeitig unsere Lebensqualität steigern, wenn wir den einzelnen Sinnen mehr Beachtung schenkten. Erstaunlich ist, daß während dieser Übung die meisten Patienten den Tinnitus weniger oder gar nicht wahrnehmen, obwohl die Atmosphäre im Raum ja eher ruhig ist, was ansonsten für viele sich eher problematisch darstellt.

Selektives Hören, Kommunikationsverbesserung

Unter dem Oberbegriff „Selektives Hören" verbergen sich Übungen, die das Fixieren und Verfolgen eines bestimmten Geräusches aus seiner Geräuschumgebung heraus trainieren sollen. Hierbei, wie auch bei allen anderen Übungen, steuern Interesse und Informationsgehalt die Aufmerksamkeit und damit auch die Hörwahrnehmung. Uninteressante, unwichtige Geräusche werden herausgefiltert und kaum oder schwach wahrgenommen. Während es dem normal hörenden Tinnituspatienten vordergründig wegen der ständigen Dominanz seines Ohrgeräusches schlecht oder gar nicht gelingt, selektiv zu hören und die Tinnituswahrnehmung wegen der sich steigernden Frustration oder vorhandenen Versagensangst verstärkt wird, hat der geräuschempfindliche Tinnituspatient seine Probleme durch die von ihm übermäßig laut wahrgenommene Geräuschkulisse. Das grobe, meist nur oberflächliche Wissen um die Erkrankung des Hörapparates durch Lärmeinwirkung oder bereits gemachte reale Negativerfahrungen (z. B. Ohrgeräusche nach Lärm) sensibilisieren den Patienten für alle möglichen Lautstärken, die er als gehörschädigend erachtet oder die seiner Meinung nach den Tinnitus verstärken können. Dadurch findet eine Fixierung auf alle angstmachenden und bedrohlichen Geräusche statt. Das für den Prozeß des selektiven Hörens so wichtige Herausfiltern aus Umgebungsgeräuschen wird unmöglich. Im weiteren Verlauf des Leidens werden Geräusche dann immer eher als zu laut erlebt und gewertet und daher auch vermieden (Tragen von Gehörschutz auch in Normalsituationen, soziale Isolation).

Bei den schwerhörigen Patienten ist, wie auch bereits weiter oben für die anderen Übungen ausgeführt, die Übung mit selektivem Hören hauptsächlich bestimmt durch das Erlernen von Hörtaktiken und das Überwinden von Unsicherheitsgefühlen. Hier ist es also sehr wichtig, die vorgestellten Übungen getrennt für normalhörende und schwerhörige Patienten durchzuführen.

Die einzelnen Übungen finden sowohl in der freien Natur als auch in Räumen statt. Ein wesentlicher Bestandteil ist das Achten und Fokussieren auf positiv besetzte Geräusche, in der Natur etwa auf Vogelstimmen oder sonstige als angenehm empfundene Geräusche. Im Raum werden gegenseitig Texte vorgelesen und durch verschiedene Übungen bei Hintergrundgeräuschen selektives Hören geschult. Bei Schwerhörigen ist eine wichtige Übung die Verbesserung des Richtungshörens. Ziel dieser Übung ist, daß die Patienten einen anderen Umgang mit Geräuschen und Geräuschkulissen erlernen und sich auch an diese langsam gewöhnen können. Hintergrund dabei ist die Verbesserung der Trennung von Stör- und Nutzschall oder das Erlernen von Filtern aus verschiedenen Geräuschpegeln heraus, in dem Wichtiges von Unwichtigem getrennt wird. Wichtig ist auch die konkrete Geräuschverarbeitung, indem überprüft wird, wie einzelne Patienten auf Hintergrundrauschen emotional und assoziativ reagieren, und damit bestimmte Geräuschquellen auch negativ oder positiv besetzt werden.

Ein weiterer wesentlicher Punkt ist der *Umgang mit der Stille*. Hier wird definiert, was für die einzelnen Patienten Stille bedeutet, was sie mit ruhigen und stillen Situationen assoziieren.

Generell gilt ja für Tinnituspatienten und noch mehr für Patienten mit Hyperakusis, daß absolute Stille gemieden werden sollte, da in diesen Situationen das Hörsystem nur noch mehr auf Verstärkung schaltet und besonders interne Geräusche dann deutlich stärker wahrgenommen werden. Gerade wenn Patienten ein extremes Bedürfnis nach Ruhe und Stille haben, sollten

sie lernen, daß eine innere Ruhe auch erreicht werden kann, wenn bestimmte Geräuschquellen das Hörsystem beschäftigen. Dies gelingt allerdings nur,
wenn diese Geräuschquellen auch wirklich unbedeutend und ohne Informationsgehalt sind.

Auf der anderen Seite müssen die Patienten, die Ruhe gar nicht aushalten
können und sich ständig zur Maskierung ihres Tinnitus mit Geräuschquellen
beschallen, ein verantwortungsbewußtes Umgehen mit Geräuschquellen erlernen. Bei diesen Patienten wird ja durch die dauernde Reizüberflutung mit
akustischen Informationen das Hörorgan eher überfordert. Auch hier muß
die Qualität von Umgebungs- und Hintergrundgeräuschen erfaßt und definiert werden. Der Patient soll dann ein bewußtes Umgehen mit diesen verschiedenen Geräuschquellen erlernen.

Bei schwerhörigen Patienten kommt hinzu, daß für viele Schwerhörigkeit
als solche ein Tabuthema ist, dementsprechend haben sie oft Probleme, ihre
Schwerhörigkeit zu signalisieren, werden mißtrauisch, neigen zu Mißver-
ständnissen, was dann oft zu Isolationen und Vermeidungsstrategien führt.
Gleichzeitig wird durch das bei der Hörminderung erforderliche „Ohren-
spitzen", also ein genaues Hinhören unter voller Konzentration, der Tinnitus
deutlicher. Diese Patienten kommen schnell an ihre Leistungsgrenzen, wobei zusätzlicher Streß dadurch entsteht, daß sie sich ständig überprüfen und
vergleichen. Durch eine Hörgeräteversorgung, die gewissenhaft und adäquat
durchgeführt wird, wird diese Situation deutlich entschärft. Bei Normalhörenden ist bei den Fokussierübungen häufig der Leistungsdruck ein Thema. Wir haben die Erfahrung gemacht, daß gerade unsere Tinnituspatienten
einen hohen Drang zum Perfektionismus haben und alles besonders gut machen wollen. Die Fokussierübungen sind damit für die Patienten häufig bekannte Muster aus dem Alltag, die zu Streß und Tinnitusverstärkung führen.
Bei der Besprechung der einzelnen Übungen und der damit verbundenen
Selbstreflexionen werden diese Muster dann häufig deutlich und können
auch gezielt in der Psychotherapie besprochen werden.

Aus dem Komplex „Selektives Hören und Fokussieren" sollen jetzt zwei
Übungsstunden dargestellt werden: Die erste Übung heißt „Führen und Folgen".

Dazu werden von den Teilnehmern Paare gebildet, ein Teilnehmer bekommt jeweils die Augen verbunden, der andere hat die Funktion des Tonangebers. Der Tonangeber bekommt einen festen Punkt im Raum von der Hörtherapeutin angewiesen und bleibt während der Übung an seinem Platz. Von diesem Platz aus leitet er seinen Partner verbal durch den Raum, z. B. 5 Schritte vor, eine Halbe Drehung nach rechts, 2 Schritte zurück usw. Da diese Übung von mehreren (max. 3) Paaren gleichzeitig durchgeführt wird, muß das Gehör jedes einzelnen die Stimme seines tonangebenden Partners aus dem Wortbrei heraus filtern. Dabei wird deutlich, daß das Gehör in der Lage ist, Geräusche zu verstärken oder abzuschwächen bzw. in den Vordergrund oder in den Hintergrund treten zu lassen.

Verstärkt wird dieser Vorgang dadurch, daß ein Sinnesorgan (die Augen) ausgeschaltet ist. Eigenes Interesse und Informationsgehalt eines Geräusches steuern diesen Vorgang.

Für schwerhörige Patienten steht hier die Angst im Vordergrund, nicht richtig zu verstehen, was angesagt wird. Dies besonders dadurch, daß sie ihren Partner nicht sehen können und sich voll auf ihre Ohren verlassen müssen. In den meisten Fällen tritt der Tinnitus als unwichtig in den Hintergrund und vielen schwerhörigen Patienten wird deutlich, daß sie sehr wohl in der Lage sind, durch ihr Gehör Geräusche auszufiltern und sich zu konzentrieren. Allerdings wird der Bewegungsradius für Schwerhörige in der Übung eingeschränkt.

Für den normalhörenden Tinnituspatienten wird hier sehr deutlich, daß der Tinnitus in der Übung an Priorität bzw. Wichtigkeit verliert, weil andere akustische Informationen viel bedeutender sind. Die Fähigkeit des Gehörs, ankommende Informationen zu filtern und wichtige Informationen zu stärken, wird in der Übung erfahren.

Der Hyperakusispatient hat schon vorher Angst, die Geräuschkulisse könne ihn zu laut oder unerträglich werden. Häufig erfahren die Patienten aber dann in der Übung, daß trotz der Bedenken und Unsicherheit eine Tinnitusverstärkung nicht eintritt und sie sich dennoch gut auf das Ansagen des Tonangebers konzentrieren können. Ist dies nicht möglich, kann im anschließenden Gespräch herausgearbeitet werden, daß gerade die gesteigerte Aufmerksamkeit auf die Ohren bei einigen zu einer subjektiv lauteren Tinnitusempfindung führt.

Auch Schwindelpatienten können sehr starke Ängste entwickeln, daß bestimmte rein psychogene Schwindelsymptome (Kap. 5) entstehen können. Einerseits besteht auch hier die Möglichkeit, daß sie sich von der Angst lösen und der Stimme ihres Tonangebers folgen können. Dann können sich diese Patienten mit Hilfe der Körpereigenfühler und der Stimme des Tonangebers durch den Raum bewegen. Tinnitus spielt bei Schwindelpatienten in dieser Übung nur eine untergeordnete Rolle.

Eine weitere Übung ist die *konträre Diskussion.* Hierbei suchen sich die Patienten einen Kommunikationspartner und einigen sich mit ihm über ein Thema (z. B. Rauchen in öffentlichen Gebäuden, Autobahngebühren, Atomkraft etc.). Sie setzen sich dann gegenüber und führen die Diskussion nach folgenden Regeln durch:

☐ Sie müssen ihre Argumente in knappen Sätzen darlegen.

☐ Der Gesprächspartner wiederholt sinngemäß, was er verstanden hat (hier sollte überprüft werden, ob alles richtig gehört wurde).

☐ Darauf teilt der andere Gesprächspartner seinen Standpunkt, ebenfalls in knappen Sätzen, mit.

☐ Das dann Verstandene wird wiederholt und Folgeargumentation angefügt.

☐ Wieder werden diese wiederholt und dann die eigene Argumentation weiterentwickelt.

Lernziel ist hier, daß das Interesse am Thema die Aufmerksamkeit steuert und damit auch die Hörwahrnehmung. Umgebungsgeräusche werden ausgefiltert oder verstärkt, je nach emotionaler Besetzung. Nach der Übung wird diese ausgewertet und anhand von drei Fragen das Erlebte reflektiert. Die häufigsten Reaktionen auf diese *konträre Diskussion* lassen sich in die folgenden Kategorien unterscheiden:

☐ Patienten, die mit Begeisterung feststellen, daß durch die Konzentration auf das Gespräch der Tinnitus nicht wahrgenommen wurde und die Geräuschkulisse in den Hintergrund trat. Hierzu ist anzumerken, daß die Form der Gesprächsführung ein hitziges Auseinandersetzungs- oder Streitgespräch gar nicht entstehen lassen kann. Durch das Wiederholen der eigenen Argumentationen vom Gesprächspartner entsteht ein Gefühl des Verstanden- und Gehörtwerdens. Andererseits verhindert das Wiederholen der Gegenargumente, daß man sich sofort ein Kontra zurechtlegt, ohne sich intensiv mit dem Gesagten des Gesprächspartners auseinanderzusetzen. Meist entsteht ein friedlicher Konsens und Freude am Gespräch.

☐ Einige Patienten bewerten die Form der Gesprächsführung als überflüssig, schwierig und unsinnig und ändern dann meist schon während der Übung die Spielregel. In der anschließenden Auswertung werden unterschiedliche Reaktionen benannt:

– Tinnitus und Geräuschkulisse wurden nicht oder nur schwach wahrgenommen;
– der schon bei der Erklärung der Übung entstehende Leistungsdruck durch den hohen Konzentrationsanspruch während der Diskussion erklärbar, wird durch die geänderten Spielregeln dann abgeschwächt.

Um eine harte Auseinandersetzung zu vermeiden, wurde die Diskussion vorzeitig abgebrochen und schließlich bleibt der Tinnitus für einige während der ganzen Übung wahrnehmbar.

Patienten mit dieser Strategie hören meist ganz erstaunt auf die Beiträge derer, die besonders auf die positiven Aspekte der Gesprächsführung hinweisen.

☐ Bei einigen Betroffenen wird bereits eingangs, schon nach Einleitung in die Übung der Tinnitus lauter wahrgenommen, der dann während der Diskussion noch ansteigt. Mögliche Reaktionen hierauf sind der Abbruch der Übung oder sichtbarer hoher Leistungsdruck.

Besonders diese Patienten der letzten Kategorie werden häufig so von Geräuschen oder ihrem Tinnitus dominiert, daß sie von den Gruppenübungen nur begrenzt profitieren können. Hier ist dann manchmal unterstützend ein Einzeltraining erforderlich. Anhand eines Fallbeispiels bei einer Patientin mit Hyperakusis soll das Vorgehen in einer Einzelübung dargestellt werden:

Fallbeispiel Frau L.

Die Patientin klagt über extreme Geräuschempfindlichkeit gegenüber allen elektrischen monotonen Geräuschen, die ihr hauptsächlich im Haushalt Probleme bereiteten. Sie schilderte heftigste Reaktionen wie Angst, Schwindel, Ohrdruck und dann auch Fluchttendenzen bei folgenden Geräuschen: Kühlschranksummen, Staubsauger, Fön und Mixer, Gefriertruhe, Abzugshaube, Rasierapparat und vieles mehr.

Dies hatte zur Folge, daß die Patientin alles mögliche im Haushalt auswechselte und sich leisere oder ganz geräuschfreie Geräte anschaffte. Geräusche, die sie trotzdem nicht verändern oder abstellen konnte, mied sie fortan, wie z. B. das Fönen der Haare. Auch der Ehemann wurde dann für entsprechende Tätigkeiten eingespannt. Hier in der Klinik führte diese Geräuschempfindlichkeit ebenfalls zu großen Problemen, da die Patientin die Lüftungsgeräusche im Bad nicht ertragen konnte. Sie schaltete daher im Badezimmer das Licht gar nicht erst ein und probierte den Fön auch nicht aus.

Durch Aufklärung und Gespräche konnten wir der Patientin dann Sicherheit vermitteln und sie in kleinen Schritten an die jeweiligen Geräusche heranführen. Dieses Heranführen erfolgte äußerst behutsam und sah beispielsweise bei dem Haarfönen folgendermaßen aus: Wir begannen damit, daß die Patientin sich im Sessel ihres Zimmers auf ihr Körpergefühl und ihren Atem konzentrieren sollte, während die Hörtrainerin bei geschlossener Badezimmertür den Fön kurz laufen ließ. Diese Übung bereitete der Patientin kaum Probleme, so daß sie sich die nächste Stufe selbst zutraute. Sie konzentrierte sich dann wieder auf ihren Atem, die Badezimmertür blieb jedoch offen. Auch dies war möglich und besonders wichtig war für die Patientin, daß sie jederzeit die Übung beenden konnte, um eigene Grenzen auch wahrzunehmen. In der nächsten Steigerung bewegte sich die Patientin dann im Zimmer und näherte sich in ihrem eigenen Tempo dem Geräusch des laufenden Föns. Zum Schluß hat die Patientin den Fön selbst betätigen können, wenn auch anfangs nur sehr kurze Zeiträume.

An diesem Beispiel wird deutlich, daß jemand um so empfindlicher sogar auf relativ leise Geräuschqualitäten reagiert, je mehr er sich vor Geräuschen zurückziehen möchte. Dies führt zu einem Kreislauf, als Folge dessen es kaum noch möglich ist, Lärm von normalen Geräuschkulissen zu trennen, so daß letztlich der Maßstab für das Lautheitsempfinden völlig verloren geht.

Die oben beschriebene Übung fand natürlich nicht in der Gruppe statt, sondern im Einzeltraining. Allerdings nahm die betreffende Patientin zusätzlich an einer Gruppe von 6 Patienten am Wahrnehmungs- und Habituationstraining teil und konnte auch für sich wichtige Erfahrungen dort machen. Beispielsweise wurde in einer Übung die Gruppe paarweise im Raum verteilt, ein Partner las dem anderen einen Text vor, auf den sich der Zuhörende konzentrieren sollte. Zusätzlich ließ die Hörtrainerin im Hintergrund alle möglichen elektrischen Geräusche einzeln laufen. Da unsere Patientin sich in diesem Moment auf die Texte konzentrierte, wurden die sonst als unangenehm oder schmerzhaft empfundene Geräusche teilweise ignoriert und toleriert. Natürlich war dies eine wichtige und erstaunliche Erfahrung für die Patientin.

Fazit: Das hier in Ausschnitten und exemplarischen Beispielen dargestellte Habituations- und Wahrnehmungstraining wurde in den letzten 5 Jahren entwickelt und in klinischen Alltag ständig verfeinert. Bei der Behandlung von Tinnitus und besonders der Hyperakusis halten wir ein derartiges Übungsprogramm mittlerweile für unverzichtbar. Besonders die Erfahrung, daß sich durch Verbesserung der Hörwahrnehmung die Filterfähigkeit des Hörorgans verbessern läßt, bedeutet für viele Menschen einen entscheidenden Schritt vorwärts. Gleichzeitig wird hierbei die Erfahrung vermittelt, daß der Störung des Hörsystems mit den Fähigkeiten des Hörorgans selbst begegnet werden kann. Auf diese Weise bekommen die Patienten auch wieder Mut, sich ihrem Leiden nicht völlig ausgeliefert zu fühlen.

Auf der anderen Seite ist oft schwierig, daß die Übungen für den Patienten teilweise banal erscheinen, eben weil sie sich so einfache Wahrnehmungsübungen bislang nicht vorstellen können. Allerdings merken sie sehr bald, wie unentwickelt ihre Hörwahrnehmung und auch die Wahrnehmung der anderen Sinnesqualitäten, gemessen an den Möglichkeiten ist. So werden die Sinne *geschärft,* unbedeutende Informationen können als solche erkannt werden und schließlich, wie dann auch der Tinnitus, in den Hintergrund treten.

Diese Übungen, die eine tägliche Praxis erfordern, lassen so den Patienten bewußt werden, wie sehr unsere Sinnesorgane im Alltag vernachlässigt und gleichzeitig überfordert werden.

Bei den Patienten, die in den Wahrnehmungsübungen noch große Probleme haben oder sich nicht darauf einlassen können, ist durch die Teamarbeit in der Klinik zusammen mit dem Psychotherapeuten häufig eine intensivere Besprechung der Probleme erforderlich und führt dann in einem zweiten Stadium doch zu dem Erfolg, daß der Patient sich auf die Übungen einlassen kann. Dies betrifft sowohl die stationären Patienten als auch die ambulanten Retraining-Gruppen, bei denen ebenfalls die Verbesserung der Hörwahrnehmung und dazugehörende Übungen auf dem Stundenplan steht. Auch hier kann jederzeit im Gespräch mit dem zum Team gehörenden Psychotherapeuten eine Einzelsituation herausgearbeitet und bearbeitet werden.

Die Erfahrung, daß durch Verbesserungen der Hörwahrnehmung Störgeräusche in den Hintergrund treten können und der Tinnitus dann kaum wahrnehmbar ist, ist für viele Patienten eine erstmalig entdeckte und daher auch sehr aufregende Erfahrung.

5.

Psychogener Schwindel

Helmut Schaaf und Hedwig Holtmann

Beim „Schwindel der Seele" (dem psychogenen Schwindel) finden Ärzte typischerweise keinen organischen Befund, selbst wenn sie sich noch so sehr bemühen und vielleicht sogar viele Fachkollegen hinzuziehen. Dann glauben die Ärzte den Patienten ihren Schwindel nicht und meinen stattdessen, diese würden „schwindeln". Den Betroffenen schwinden dann oft nicht nur weiter die Sinne, sondern auch der Glaube an die Medizin, manchmal auch an sich und nicht selten an die Möglichkeit von Hilfe überhaupt.

Beim Schwindel der Seele ist nun organisch tatsächlich nichts oder nur wenig zu finden, was die tatsächlich empfundenen und vorgetragenen Beschwerden erklären könnte. Das liegt in der Natur der Dinge und wäre weiter auch nicht tragisch, wenn Krankheiten *der Seele* – von Behandlern *und* Patienten – ebenso ernst genommen würden wie etwa Beinbrüche. Letztlich ist jeder organische Zustand mit einer gefühlsmäßigen Befindlichkeit verbunden, der Mensch und vor allem seine Erlebnisfähigkeit hören ja nicht bei Fleisch und Knochen auf.

Häufig handelt es sich um eine Angsterkrankung oder eine Depression, die zu einer „Empfindung gestörter physischer Stabilität und Orientierung mit der Folge des Verlustes der körperlich seelischen Standsicherheit", eben dem psychogenen Schwindel, führen können.

Der reaktive psychogene Schwindel

Schwierig in Diagnostik und Therapie wird es, wenn sich der seelische Schwindel – reaktiv – nach oder bei organischen Erkrankungen, z.B. nach Kopfverletzungen und anderen, mit Instabilität einhergehenden Erkrankungen einstellt. Dann findet sich zwar ein organischer Befund, ohne daß dieser allein aber das Ausmaß und die Ausprägung der empfundenen Schwindel-zustände erklären würde. Bei der Menièreschen Erkrankung, die direkt den wichtigsten Anteil des Gleichgewichtssystems, nämlich das Gleichgewichts-organ, betrifft, können sich gar organische und seelisch bedingte Schwindel-zustände abwechseln oder ineinander übergehen. Der reaktive Schwindel kann sich aber selbst dann verfestigen, wenn die ehemals auslösende orga-nische Ursache längst behoben ist. Speziell in Krisenzeiten können auch neue Konflikte alte „eingeschliffene" hervorrufen, wie eben psychogene Schwindelformen.

Betroffene schildern dies oft so: Sie seien taumelig, nicht standfest, wacke-lig, aneckend, wirr im Kopf, habe ein dröhnendes Gefühl und oft sehr viel Angst. Ganze Tage seien nun „Menière-Tage". In bestimmten Situationen kann dieses Gefühl, verbunden mit Angst und Panik, dann erlebt werden wie ein charakteristischer (Innenohr-bedingter) Menière-Anfall, obwohl kein Augenzittern eintritt und der Kranke stehen kann.

Für die Betroffenen selbst ist die meist schleichende Ausweitung des Schwindels auch auf den seelischen Bereich kaum zu bemerken. Das macht die Diagnostik und Therapie zwar nicht gerade einfach, aber um so nötiger, weil auch entscheidende Therapieschritte anders sind!

Erkennen (Eigene und ärztliche Diagnostik)

Um selbst den „Seelen-Schwindel" von einem aus dem Innenohr hervorge-rufenen Schwindel unterscheiden zu können, ist es hilfreich, sich *vor* dem Schwindelereignis einen oder mehrere sicher unverrückbare Punkte oder Gegenstände auszusuchen und einen von diesen im Anfall zu fixieren. Auf diese Weise kann ein Patient für sich selbst überprüfen, ob sich – wie beim Innenohr-bedingten Anfall – die Welt um ihn herum bewegt, oder – wie beim Schwindel der Seele – sich der Gegenstand mit dem Blick „festhalten" läßt.

Ein weiteres Unterscheidungskriterium ist, aufzustehen, fest aufzustampfen und zu überprüfen, ob sich mit Geh- und Tretversuchen Standfestigkeit er-langen läßt und ob der Schwindel im Kopf nachläßt. Bei einem organisch be-dingten Menière-Anfall ist die Fixierung eines Gegenstandes und Aufstehen und Auftreten nicht oder nur kaum möglich. Der „Schwindel der Seele" aber kann mit zunehmender Aktivität – und nicht selten auch mit Hilfe eines vertrauten Menschen – nachlassen.

Professionelle Helfer können wichtige Hinweise auf eine seelische Beteiligung an der Beschreibung des Schwindels, was wiederum die genaue Erhebung der Krankengeschichte notwendig macht, erkennen. Während beim psychogenen Anfall des Schwindelereignisses meist kein Nystagmus festzustellen ist (der für die Menièresche Erkrankung typisch ist), findet der aufmerksame Helfer hingegen oft sehr viel Angst.

Für die medizinische Diagnostik gilt, daß wahrscheinlich jeder Dauerschwindel ohne Nachweis einer Gangstörung oder Hirnnerven-Beeinträchtigung psychogen bedingt ist, da „periphere" Schädigungen meist nach wenigen Wochen zentral kompensiert werden. Dies gilt selbst dann, wenn Drehschwindel empfunden wird. Weiter gilt die Faustregel, daß, je vielfältiger die Beschwerden erlebt und geschildert werden, um so eher ein Seelenschwindel vorliegt. Voraussetzung ist, daß auch mit der Frenzelbrille* kein Spontannystagmus, also keine Form ruckartiger Augenbewegungen, festgestellt werden kann.

Handeln

Unerläßlich bei Menschen mit psychogenem Schwindel ist das – vor allem eigene! – Bemühen um Standfestigkeit. Es muß (auch mit professioneller Hilfe) an der körperlich und seelisch empfindlichen Gleichgewichtssituation kompensierend gearbeitet werden. Dabei kann das „Gleichgewichtstraining" aus allgemeinen (auch bewußtes Aufstehen, Gehen, Laufen, Fußballspielen u.a.m.) wie aus sehr spezifischen Übungen bestehen. Wichtig ist die gezielte Körperwahrnehmung und die Schulung des Gleichgewichtssystems, insbesondere der Körpereigenfühler und Augen. Reicht das nicht aus, so kann eine professionelle Hilfestellung für die Seele, eine Form von Psychotherapie, nötig und hilfreich sein.

		Innenohr-bedingter Schwindelanfall	Psychogener Schwindelzustand
Eigenes Erkennen (Patient)	Fixieren eines festen Gegenstandes	nicht möglich	möglich
	Heftiges Auftreten	nicht möglich, führt zu (erneutem) Umfallen	bessert das Schwindelerleben, führt zu mehr Standfestigkeit
	Vertraute Menschen	ohne direkten Einfluß auf den Schwindel	kann das Schwindelerleben deutlich bessern
ärztlich - psychologisches	Augenzittern (Nystagmus)	vorhanden (Frenzelbrille*)	nicht vorhanden
und	Beschreibung des Schwindels	Drehschwindel, der Raum bewegt sich um den Menschen	vielfältig, dauerhaft, tagelang, immer...
psychosomatisches	Audiogramm (Hörtest)	wiederholte Tieftonverluste und -schwankungen häufig	ohne Änderung
Erkennen	Wahrnehmung von Emotionen des „Gegenüber"	Angst, Panik, Ohnmacht, Resignation	Angst und Panik meist im Vordergrund

Abb. 1 Eigene und professionelle Möglichkeiten zur Unterscheidung des Innenohr-bedingten Schwindels von psychogenen Schwindelzuständen

6.
Gleichgewichtstraining

Bewegt zur Standsicherheit

Petra Speth

unter Mitarbeit von U. Spitzer, S. Schneider,
S. Kleine und Chr. Wöhrmann

Viele Patienten mit Tinnitus leiden zusätzlich unter Schwindel. Dieser ist meist unspezifisch, hat oft große angstbesetzte seelische Anteile (s. Kap. 5, „Der psychogene Schwindel"), ist teilweise aber auch Ausdruck einer spezifischen Krankheit, etwa der Menièreschen Erkrankung. Tinnituspatienten mit Schwindel erleben ihre Umwelt als unsicher und haben meist Ängste, die sie mit dem Tinnitus verbinden. Dann wird ein spezifisches, auf unsere Patienten abgestimmtes Gleichgewichtstraining durchgeführt, das im Folgenden in seinem Aufbau und in seiner Funktionsweise vorgestellt wird.

Aufklärung

Grundelemente sind Aufklärung, Herstellung einer vertrauensvollen Beziehungsebene und nachvollziehbare, konkrete Schritte in Hinsicht auf das Erleben eines verbesserten Gleichgewichtes.

Durch das Schwindelerleben schwindet oft das Vertrauen in die Körperwahrnehmung. Der Stand der Füße, der vorher fest und sicher war, ist nicht mehr verläßlich. Die mit dem Körper verknüpfte innere Sicherheit und Orientierung geht verloren. In dieser Situation suchen die Schwindelkranken Rat und Halt. Sie möchten verstehen, was mit ihnen geschieht, damit sie das Erlebte einordnen können, um dadurch wieder eine bessere Orientierung zu bekommen. Daher muß der Schwerpunkt in der Aufklärung liegen, in der nachvollziehbaren Vermittlung der anatomischen und physiologischen Grundlagen des Gleichgewichtssystems sowie der Entstehungsmöglichkeiten des Symptoms Schwindel.

Anhand des modifizierten Schaubildes von T. Lempert (Abb. 1) läßt sich das Zusammenspiel der Gleichgewichtsorgane nachvollziehbar darstellen.

Die Steuerung des Gleichgewichtssystems

Das Gleichgewichtssystem besteht aus:

☐ dem Gleichgewichts– und Innenohrorgan,

☐ den Augen,

☐ den Körpereigenfühlern (Tiefen- und Tastsinn in Muskeln, Sehnen und Gelenken); sowie

☐ der seelischen Ebene (u.a. dem Vertrauen darauf, daß das Gleichgewichtssystem funktionieren kann)

Die Gleichgewichtsorgane können Veränderungen von Kräften registrieren, die sowohl vom Körper selbst als auch von der Außenwelt her auf die Organe einwirken. Dazu besitzt das System Wahrnehmungsstationen für Drehbewegungen und für gradlinige Bewegungen. Für diese beiden unterschiedlichen Funktionen sind die Bogengänge sowie Gleichgewichtsbläschen und -säckchen verschieden ausgestattet. Wichtig für das Verständnis ist, daß unsere Gleichgewichtsorgane selbst in Ruhe aktiv sind und sog. „Ruheaktivitäten" ins Gleichgewichtszentrum aussenden.

Die eigentliche Schaltstelle aller drei Sinne liegt im Hirnstamm in den Gleichgewichtsknoten. Dort werden die eingehenden Informationen als (meist) unbewußter Eindruck von Lage und Raum zusammengefügt. Dem

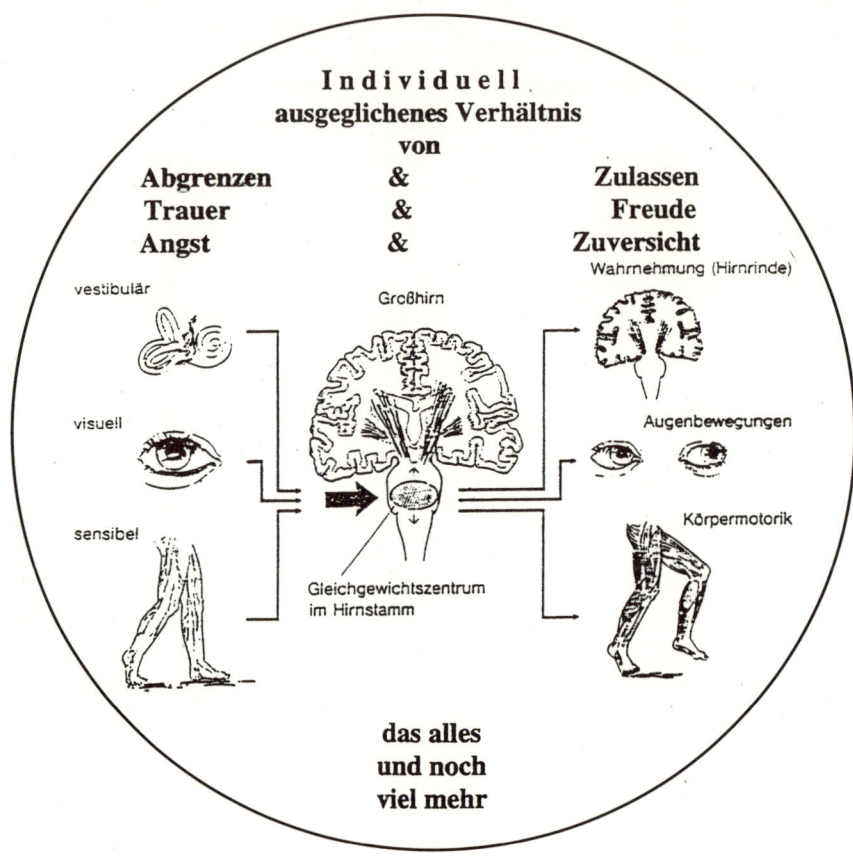

Abb. 1: Das Gleichgewichtssystem:
Eingehende Informationen, Verrechnung im Gleichgewichtszentrum, ausgehende Informationen. Modifiziert nach Lempert, 1994, aus Schaaf 1998)

folgen in der Regel sofort und „unwillkürlich" Reaktionen in Form von Muskelaktivitäten und Augenbewegungen. So werden insbesondere Lageänderungen durch Gegenbewegungen ausgeglichen (Beispiel: Achterbahnfahrt).

Immer ist der Gleichgewichtseindruck mit Informationen an die Augen verbunden, so daß wir immer gerade schauen können. Umgekehrt machen die sichtbaren Bewegungsinformationen einen wesentlichen Anteil der Gleichgewichtsarbeit aus. Kaum zu überschätzen ist die Bedeutung der *Körpereigenfühler.* Sie informieren uns über den Spannungszustand, die Stellung und die Länge von Muskeln, Sehnen und Gelenken. Äußerst wichtig für den aufrechten Gang sind zum Beispiel die Körpereigenfühler im Halsbereich (*Halsrezeptoren),* die über die Stellung des Kopfes gegenüber dem Rumpf informieren. Die Bedeutung der Körpereigenfühler ist so groß, daß selbst Menschen ohne Innenohrgleichgewichtsapparat auch bei geschlossenen Augen noch stehen und – wenn auch mit Schwierigkeiten – gehen können.

Vom Stammhirn werden die Informationen aber nicht nur an die ausführenden Organe weitervermittelt, sondern auch von dem für das Gefühlserleben zuständigen Limbischen System* verglichen, bewertet und, z. B. auf hormonellem Wege, beantwortet. Der meist halbbewußte Gleichgewichtseindruck kann auch – je nach Aufmerksamkeit – ins Bewußtsein gelangen. Dies ist aber selten (ein Beispiel ist das Balancieren), schon allein, weil es sehr anstrengend wäre, dauernd bewußt auf sein Gleichgewicht achten zu müssen. Dennoch bilden Wahrnehmungen, die durch „das Gleichgewicht" erfaßt werden, den Hintergrund jeglicher Erfahrung. So ist unsere Existenz nur in den Dimensionen von Raum und Zeit denkbar.

Sicher ist, daß sich bei einem häufigerem Anfallsgeschehen der Schwindel nicht nur auf das Brechzentrum, die Augen und die Muskelaktivitäten auswirken kann, sondern auf das Befinden des ganzen Menschen. Dann stellen sich leicht Unsicherheit oder sogar Angst vor dem Schwindel, ja Panik, ein. Häufige Folgen sind hochgradige Angstzustände, Depressionen und soziale Isolierung.

Wie kommt es zu Störungen des Gleichgewichtssystems?

Immer wenn auf das Gleichgewichtszentrum sich einander widersprechende Sinnesmeldungen eintreffen, kann Schwindel entstehen. Die Reaktionen und Korrekturen (Augenbewegungen, Körpermotorik), die darauf erfolgen, können dazu führen, daß der Mensch im wahrsten Sinne des Wortes den Boden unter den Füßen verliert. Im Folgenden soll am Beispiel des Ausfalls eines Gleichgewichtsorgans detailliert erklärt werden, wie eine solche Problematik entstehen kann.

Z. B. erlischt durch einen Ausfall des rechten Gleichgewichtsorgans die Ruheaktivität auf dieser Seite. Die Ruheaktivität der linken Seite hält aber unvermindert an. Im Gleichgewichtsstamm entsteht der Eindruck, daß nun auf der linken Seite mehr Aktivität vorhanden ist als auf der rechten. Dies ist normalerweise nur dann der Fall, wenn dort auch vermehrt Bewegung registriert wird.

In einer diesem Eindruck entsprechenden physiologischen Bewegungssituation wäre die normale Reaktion, daß sich dann auch der Kopf nach links dreht, und wir uns gleichzeitig zum Ausgleich mit dem Körper nach rechts bewegen. Da aber in diesem Fall die überwiegende Aktivität nicht durch eine reale Bewegung hervorgerufen wurde, sondern durch den krankhaften Ausfall des Gleichgewichtsorgans, kann der Kopf gar nicht so schnell reagieren, wie die Aktivitäten von der gesunden Seite gegenüber der kranken Seite überwiegen. Dadurch entstehen schnelle Rückstellbewegungen der Augen (med.: *Nystagmus**). Wenn ein solches Augenzittern vorliegt, behindert dies die Fixierung der Umwelt und versetzt denjenigen, der davon betroffen ist, in scheinbare Drehbewegungen.

Darauf versucht der Körper durch Ausgleichbewegung, auch zum Beispiel durch Ausgleichschritte, zu reagieren. Da aber tatsächlich keine Schieflage des Menschen vorlag, entsteht diese erst durch den Ausgleichschritt; konsequenterweise fällt der Betroffene.

Schließlich können die anhaltenden, scheinbaren Drehbewegung das Brechzentrum, das im Hirnstamm in unmittelbarer Nähe des Gleichgewichtszentrums liegt, reizen und Erbrechen auslösen.

Für viele Patienten ist schon die ausführliche Beschreibung der Entstehung der Schwindelsymptomatik mit einem „Aha-Erlebnis" verbunden. Sie können dieseErklärung mit ihren eigenen Erfahrungen verknüpfen und fühlen sich in ihrem Erleben verstanden.

Über den einmaligen Gleichgewichtsausfall gibt es aber Menschen, die oft, teilweise attackenweise, unter Schwindel leiden oder sich ständig schwindelig fühlen. Eine klar definierte Krankheit ist das Menièresche Krankheitsbild. Häufiger aber als dieses umschriebene HNO-typische Krankheitsbild, finden sich bei uns sog. „psychogene Schwindelzustände" (s. Kap. 5).

Arbeitsbeziehung, sichere Diagnose: konkrete Schritte zu einem verbesserten Gleichgewicht

Ob es sich nun um den organisch bedingten oder den psychogenen Schwindel handelt: Eine gute Aufklärung mit einer einfühlenden, offenen Grundhaltung seitens des beteiligten Arzt oder Therapeuten ist der beste Einstieg in eine vertrauensvolle Arbeitsbeziehung.

Unerläßlich für die eigene Sicherheit ist es, eine klare *Diagnose* zu erheben oder wenigstens eine Eingrenzung des Schwindelphänomens zu versuchen. Der Therapeut muß wissen, wie groß die Einschränkung ist und wie groß die Angst des Patienten geworden ist, mit der Schwindelerkrankung den Alltag zu bewältigen. Dazu arbeiten wir in der Tinnitusklinik Arolsen u.a. mit einem *Schwindelfragebogen,* der die individuelle Situation jedes Patienten erfassen soll. Wer ihn ausfüllt und dabei über seine Probleme reflektiert, kann schon den ersten Schritt zu besserer Eigenkompetenz machen. Wichtig für den Therapeuten ist dabei, zunächst offene Fragen zu stellen, um dann in einem zweiten Schritt über gezielte Fragen zu einer wahrscheinlichen Diagnose zu kommen. Für Schwindelerkrankungen gilt, daß in über 90% der Fälle durch eine gute Anamnese und einfache HNO-Zusatzuntersuchungen die Diagnose auch gefunden werden kann.

Schwindelfragebogen

Beschreiben Sie Ihren Schwindel <u>mit eigenen Worten:</u>

_____

Wie verhält sich die Umgebung?:

_____

Wie sind Ihre Reaktionen?:

_____

Treten weitere Schwindelsymptome auf?

_____

Haben Sie ein Benommenheitsgefühl im Kopf,
wenn ja, wie fühlt es sich an, wie lange dauert es an?

_____

Können Sie die Umgebung mit den Augen fixieren?

_____

Müssen Sie erbrechen?

_____

Wie lange dauert der Schwindel an?
Sekunden (   )   Minuten (   )   Stunden (   )   Tage (   )

Wie häufig tritt der Schwindel auf?
Wie gehen Sie im Anfall mit den Schwindelsymptomen um?

_____

Welche Maßnahmen verfolgen Sie in der anfallsfreien Zeit?

_____

Welche Bewegungen oder Tätigkeiten vermeiden Sie,
damit kein neuer Schwindel ausgelöst wird?

_____

Welche Erwartungen und Befürchtungen haben Sie
an das Gleichgewichtstraining?

Die praktischen Schritte

Das Gleichgewichtstraining ist ein konkreter Schritt, aktiv und selbstbestimmend zu einer Verbesserung der Gleichgewichtssituation beizutragen. Allerdings gehört eine gewisse Überwindung dazu, denn die Patienten müssen beim Üben erst an das lästige Symptom Schwindel selbst herangeführt werden, damit ihr Gleichgewichtssystem dazulernen kann.

Nur durch die Rückmeldung der Funktionsstörung an das Gehirn besteht ein Anreiz zum Ausgleich und zur Überwindung der Störung. Dadurch werden die erhaltenen Sinne gefordert, dem gestörten Gleichgewicht Orientierung zu geben. Das Trainieren der Sinnesorgane, vor allem der Augen und der Körpereigenfühler, vermindert die Einschränkungen und führt zu mehr Selbstbewußtsein und Sicherheit und somit zu einem allmählichen Überwinden der Angst. Ruhe und Schonung dagegen würden nur die Bewegungs- und Lebenseinschränkung verstärken.

In der Tinnitus-Klinik Arolsen werden die Patienten in einer Kleingruppe aus maximal fünf Personen betreut. Das Gleichgewichtstraining ist stufenweise aufgebaut. Dabei versucht man, auf die *individuelle* Situation der einzelnen Patienten einzugehen, wobei evtl. unterschiedliche Übungen parallel durchgeführt werden. Das Training findet zweimal pro Woche jeweils etwa 45 Minuten statt. In der Zwischenzeit sind die Patienten aufgefordert die Übungen zweimal täglich zu wiederholen, was große Auswirkungen auf den Lerneffekt hat. Schwergewicht des Trainingsprogramms sind: *Balancierübungen, Stärkung des visuellen Systems, Stärkung der Körperwahrnehmung.*

In der *Aufbauphase* werden die Übungen so behutsam durchgeführt, daß die Patienten langsam an ihre persönliche Leistungsgrenze herangeführt werden. Hier reagieren die Menschen sehr unterschiedlich. Die einen können ihre Grenzen nur schwer annehmen und gehen zu schnell vor. Dabei setzt das Symptom Schwindel dann manchmal so heftig ein, daß zwangsläufig Enttäuschung und Mißerfolg die Folge sind. Hier muß die Therapeutin bremsen. Andere Patienten sind so ängstlich, daß sie sich nicht trauen, den ersten Schritt zu machen. Hier muß die Therapeutin ermutigen und den Patienten nah sein, damit sie die Angst vor dem Fallen verlieren. Um diese eigenen Verhaltensweisen bewußter wahrnehmen zu können, ist ihre Reflexion im Gespräch mit der Therapeutin sinnvoll.

Die Übungen werden daher erst dann schrittweise erweitert, wenn mit einer Übung ein positives Erleben verknüpft werden kann. Ein körperlich spürbare Erfolg ermutigt zu weiterem Üben, stärkt das Selbstvertrauen und die Standsicherheit. Die Patienten spüren, daß sie dem Schwindelsymptom selber etwas entgegensetzen und selbst aktiv ihre Lebenssituation verbessern können. Fernziele des Gleichgewichtstrainings sind eine größere Sicherheit im alltäglichen Leben.

Ebenfalls gute Wirkung auf das Gleichgewichtssystem erzielen wir mit den aus dem chinesischen Gesundheitssystem stammenden Tai Chi/Qi Gong-Übungen (Kapitel 8 und 9).

Wir möchten nun einen Ausschnitt aus unserem Gleichgewichts-Trainingsprogramm vorstellen.

Machen Sie mit!

Das Training beginnt mit der Stärkung der Wahrnehmung der Füße. Lassen Sie sich dabei genügend Zeit. Versuchen Sie, mit ihrer Aufmerksamkeit in ihrem Körper zu verweilen. Dieser Übungsteil ist eine stabilisierende Voraussetzung, damit alle nachfolgenden Übungen durchgeführt werden können.

▶ *Erste Übung („Handeln"):*
Stellen Sie sich hin. Lenken Sie ihre Aufmerksamkeit auf die Füße: Drücken Sie nun die Füße von den Zehen bis zur Ferse ganz fest auf den Boden. Versuchen Sie zu spüren, wie das Gewicht sich auf den Füßen verteilt. Spüren Sie einen Unterschied in Ihrem Stand?

Nehmen Sie einen kleinen Ball (alter Tennisball), legen diesen unter einen Ihrer Füße und rollen ihn so ca. 3 Minuten von der Ferse zu den Zehen, mal mit, mehr mal mit weniger Druck. Bevor Sie zum anderen Fuß wechseln, erspüren Sie den Unterschied der Füße.

▶ *Was bewirkt diese Übung („Reflexion"):*
Die Füße sind ein Sinnesorgan (z. B. Gleichgewicht, Bodenbeschaffenheit, Bewegung). Der Körper steht im ständigen Dialog zwischen den inneren Organen und dem Organ der Bewegung. Die Füße tragen als Sinnesorgane zum Spannungszustand des Körpers

bei. Dieser Beitrag geschieht in der Körpersprache der Sinnesorgane. Durch die Stärkung der Fußwahrnehmung, wird der Stand sicherer. Es entsteht sozusagen eine Verankerung mit dem Boden. Der Schwerpunkt wird nach unten verlagert. Dies ist eine stabilisierende Voraussetzung um alle anderen nachfolgenden Übungen durchzuführen.

> *Wahrnehmung:*
> *„Ich stehe ganz fest und sicher auf meinen Füßen!"*

Nachdem das Stehvermögen gefestigter ist, kann mit der Stärkung der visuellen Orientierung weitergemacht werden.

Die Augenübungen lösen anfangs die so unangenehmen Schwindel- und Übelkeitssymptome aus. Es ist wichtig, daß dann die Wahrnehmung in die Füße und auf den sicheren Stand gelenkt wird. Dies wäre dann schon der Beginn des Umlernens.

Sollte die Standfestigkeit noch nicht ausreichen, kann die Übung auch erst im Sitzen (bei guter Bodenbeschaffenheit) ausgeführt werden.

> *Zweite Übung:*

Schauen Sie mit geöffneten Augen, die Augen erst langsam, dann schneller werdend nach oben und nach unten, nach rechts und nach links, diagonal nach allen Richtungen bewegend.

Dieselbe Übung kann auch mit geschlossenen Augen durchgeführt werden, evtl. am Anfang in sitzender Position.

Werfen sie einen kleinen Ball hoch und schauen Sie ihm mit den Augen nach. – Lassen Sie dann den Ball auf den Boden prellen und schauen ihm nach.

Kombinieren Sie die Übung

Legen Sie nun den Ball auf den Handrücken, und drehen Sie einen Halbkreis. Dabei fixieren Sie den Ball mit den Augen, zuerst auf der rechten dann auf der linken Seite.

> *Was bewirkt die Übung:*

Durch die Augenübungen wird die Verbindung zwischen Körperbewegung und Blickfeld koordiniert. Der Blickwinkel wird erweitert und bewirkt dadurch eine erhöhte Standfestigkeit und Sicherheit. Die Fixierung von Gegenständen in der Bewegung ermöglicht eine optische Absicherung.

> ◗ *Wahrnehmung : „Ich bin sicher im Sehen!"*

Für viele Schwindelbetroffene ist es eine erfreuliche Erfahrung, daß durch die Wiederholung der Übung die Symptome weniger werden oder überhaupt nicht mehr auftreten. Dies motiviert zum Weiterüben.

> ◗ *Dritte Übung:*

Stellen Sie Ihre Füße schulterbreit voneinander entfernt.

Verlagern Sie ihr Gewicht von einem Bein zum anderen. Erspüren sie dabei genau, welches das belastete Bein (Standbein) und welches das unbelastete Bein (Spielbein) ist.

Können Sie sicher auf dem Standbein stehen? – Versuchen Sie das Spielbein vom Boden hochzunehmen und vor- und zurückzuschwingen.

Legen Sie ein Seil auf den Boden und versuchen Sie, über das Seil zu balancieren.

Weiter Balanc[i]e[r]übungen sind mit dem Kippbrett möglich. Dies sollte allerdings erst bei einer größeren Balanciersicherheit eingesetzt werden.

> ◗ *Was bewirken die Übungen:*

In den Übungen soll (wieder)erlernt werden, welche Muskeln, Sehnen und Gelenke für die Aufrechterhaltung des Gleichgewichts benötigt werden. Die Balancierungen stärken die Körpereigenfühler zur Aufrechterhaltung des Gleichgewichts. Ziel ist es, die Körpereigenfühler in Muskeln, Sehnen und Gelenken, die das Gleichgewicht regulieren, über die Balanceübungen in das Bewußtsein zu holen. Damit kann eine neue Haltungs- und Bewegungsregulation ermöglicht werden.

> ◗ *Wahrnehmung: Meine Muskeln kennen ihren Schwerpunkt.*

Am Ende des Gleichgewichtstrainings sollten Sie sich ca. 30 Minuten Pause gönnen. (Im Gleichgewichtstraining in der Klinik lassen wir eine kurze Entspannungsübung als Ausklang erfolgen.)

Ein gelungenes Beispiel

Bei einer 60jährigen Patientin, die unter einem einseitigen Gleichgewichts-ausfall litt, hatten sich extreme Gleichgewichtsprobleme eingestellt. So konnte sie schon ihre Kopfbewegungen nur eingeschränkt durchführen. Ein Schauen nach oben oder ein schnelles zur Seite Schauen war für sie mit extremen Schwindel- und Übelkeitsgefühlen verbunden. Alltägliche Tätigkeiten, z. B. Einkaufen, bereiteten ihr große Unsicherheit, Putzarbeiten im Haushalt konnte sie nur noch eingeschränkt durchführen. Es war für sie nicht vorstellbar, die Symptome selbst beeinflussen zu können.

Aber schon nach den ersten drei Trainingsstunden veränderte sich ihre Kopf-Augen-Koordination. Am Ende schaffte sie es sogar, auf einem Balancebrett zu stehen, ohne dabei aus dem Gleichgewicht zu kommen.

Natürlich funktioniert auch das Gleichgewichtstraining nicht immer so ideal. Sehr oft werden auch beim Training weitere Problemfelder deutlich, die dann im Team mitbearbeitet werden müssen. In der Regel ist es aber so, daß die Patienten mit dem hier beschriebenen Vorgehen, eine dauerhafte Basis bekommen, um zumindest zu Hause für sich an einem sicheren Stand mit neuen Perspektiven weiter zu üben. So ermöglichen eigene kleine eigene Schritte eine neue Lebensqualität.

(Literatur: Schaaf, 1998; Hesse, Nelting & Schaaf, 1997; Lempert, 1994)

7.

Manuelle Medizin.
Von der Hartnäckigkeit und Halsstarrigkeit des Tinnitus

Franz Jürgen Rienhoff

Viele Menschen mit Ohrgeräuschen leiden unter Schmerz- und Spannungszuständen des Rückens, insbesondere der Schulter-Nackenregion. Häufig ist dies mit Bewegungseinschränkungen des Kopfes sowie Funktionsstörungen der Halswirbelsäule verbunden. Nicht selten kommt die Frage auf, ob diese Beschwerden am Tinnitusleiden vielleicht auch Anteil haben.

Klären kann dies nur eine umfassende manualtherapeutische Untersuchung. Bei einem kleinen Teil der Betroffenen kann eine „Kopfgelenksblockierung" sich als die alleinige Ursache des Tinnitus darstellen. Meistens sind die Zusammenhänge jedoch indirekter und komplexer.

Das Leiden am Tinnitus läßt sich nicht auf den Einfluß bzw. den Zustand von Halswirbelsäule, Schultern und Nacken reduzieren. Die gesamte körperliche und psychische Verfassung wird darüber mitentscheiden, ob und wie gut es den Betroffenen gelingt, die Ohrgeräusche wieder weitgehend aus dem Bewußtsein zu verbannen.

Was ist Manuelle Medizin?

Die „Manuelle Medizin", in Deutschland besser bekannt unter dem Begriff „Chirotherapie", untersucht und behandelt den menschlichen Körper „mit den Händen". Die Geschichte der manuellen Medizin ist ungefähr so alt wie die Menschheit. Der Begriff leitet sich aus dem Lateinischen ab und bedeutet frei übersetzt: „Handmedizin" oder „Behandlung mit den Händen". Die frühesten Überlieferungen finden wir im schon 4. Jahrtausend v. Chr. Im neunzehnten Jahrhundert wurden in den USA zwei Schulen begründet – die Schule der Osteopathen durch Andrew Still und die Schule der Chiropraktoren durch David Palmer. Beide beschäftigen sich mit den Auswirkungen von Wirbelsäulenstörungen auf die menschliche Gesundheit. Heute ist die Manuelle Medizin schulmedizinisch etabliert und wird an zahlreichen Universitäten gelehrt.

Ihr Hauptbetätigungsfeld wird populär darin gesehen, daß „herausgesprungene Wirbeln" wieder „eingerenkt" werden. Dies ist sogar unter Ärzten eine verbreitete Vorstellung, aber ebenso veraltet wie falsch.. Die Manuelle Therapie ist primär eine Reflextherapie, die neurophysiologische Störungen beeinflußt. Ihre theoretischen Grundlagen sollen im Folgenden so verständlich wie möglich dargestellt werden.

Einige theoretische Grundlagen

Die Manuelle Medizin spricht vom Bewegungs*system* und nicht vom Bewegungs*apparat*, um einer rein mechanistischen Vorstellung von Krankheitsabläufen auch sprachlich entgegenzuwirken. Gegenstand der manuellen Medizin ist in erster Linie das Erkennen und Behandeln von Funktionsstörungen des Haltungs- und Bewegungssystems. Solche Funktionsstörungen werden, bezogen auf Wirbelsäulenabschnitte, als *segmentale Dysfunktionen* oder auch als Blockierungen bezeichnet. Wahrgenommen werden diese Dysfunktionen in der Regel als lokale Bewegungseinschränkung.

Das Bewegungssegment. Als Grundlage für die Erklärung von Blockierungen dient das Bewegungssegment. Bezogen auf die Wirbelsäule besteht ein Bewegungssegment aus zwei Wirbelknochen, die in einem Gelenk beweglich miteinander verbunden sind. Zum Segment gehören die Gelenkkapsel, das Bänder- und Muskelsystem und, in der Regel, die Bandscheibe. Des weiteren ist ein jeweils bestimmter Abschnitt des Nervensystems zugeordnet. Das Bewegungssegment ist die kleinste bewegliche Einheit der Wirbelsäule.

Die tinnitusrelevante Halswirbelsäule. Die Halswirbelsäule (HWS) besteht aus 7 Wirbeln, die oberhalb des Brustkorbes den Kopf tragen. Dabei nehmen der erste (Atlas) und der zweite Halswirbel (Axis) als funktionelle Einheit eine wichtige Sonderstellung ein. Der deutlichste Unterschied zu der übrigen HWS besteht darin, daß der zweite Halswirbel über einen Zapfen (Dens) verfügt und der erste Halswirbel ein Ring ist, der sich um diesen Zapfen dreht. Beim Menschen gibt es dort keine Bandscheiben.

Unter Kopfgelenken verstehen wir die beiden Gelenke zwischen Schädel und Atlas sowie zwischen Atlas und Axis. Funktionell wird auch der Übergang zwischen zweitem und drittem Halswirbel zu den Kopfgelenken gerechnet.

Das Gelenk zwischen Schädel und erstem Halswirbel ist ein reines *Scharniergelenk* (einachsiges Gelenk), seine Hauptbewegung ist das Kopfnicken („Jasagen"). Das Gelenk zwischen erstem und zweitem Halswirbel ist ein *Drehgelenk,* die Hauptbewegung das Drehen („Neinsagen"). 50% des Drehvermögens der gesamten HWS und oberen Brustwirbelsäule resultieren aus dieser Verbindung. Aus entwicklungsgeschichtlichen Gründen ist diese besonders verletzlich und anfällig.

Manuelle Diagnostik und Therapie

Neben der Anamnese besteht die manuelle Befunderhebung zuerst aus der Ansicht des Rückens und der Haltung. Dabei werden Asymmetrien, wie z.B. Beckenschiefstand, Schulterhochstand, sowie Abweichung der physiologischen Krümmung und andere Haltungsbesonderheiten erfaßt. Ein weiterer Punkt ist das Ertasten der Muskulatur – insbesondere in Bezug auf Spannung, Abschwächung, Verkürzung – und die Erfassung spezieller Hautempfindlichkeiten.

Schwerpunkt der Diagnostik ist es, die Stellung und Beweglichkeit der Gelenke zu untersuchen. Zusätzlich werden verschiedene Muskelanspannungstests durchgeführt. Dadurch werden selbst kleinste Störungen der Gelenke erkennbar. Keine manuelle Therapie sollte ohne aktuelles *Röntgenbild* erfolgen. Nur so können Tumore, Brüche, Entzündungen, Fehlstellungen, Degenerationen und Lockerungszeichen erkannt und schwerwiegende Komplikationen vermieden werden.

Um Blockierungen zu beheben, ist eine der wirksamsten Techniken die *Manipulation.* Dabei wird das gestörte Segment genau eingestellt – d.h. die Manipulationsrichtung entspricht der schmerzfreien Bewegungsrichtung des

Gelenks -und es wird mit geringer Kraft ein Impuls hoher Geschwindigkeit gegeben, welcher die Gelenkflächen für einen kurzen Moment voneinander entfernt. Der Informationsfluß der Sinneszellen wird unterbrochen, die Muskulatur entspannt sich und eine prompte Besserung der Gelenkbeweglichkeit stellt sich ein. Es gibt darüber hinaus eine Vielzahl von manuellen Weichteil- und Mobilisationstechniken.

Wenn Störungen des Bewegungssystems in der Untersuchung erkannt werden, so bedarf es oftmals einer (einmaligen oder wiederholten) Behandlung durch den manualtherapeutischen Arzt. Begleitend oder weiterführend ist es zumeist sinnvoll, manuelle Krankengymnastik zu veranlassen, wenn es sich nicht um ein akutes Krankheitsbild handelt.

Inhalt einer solchen Krankengymnastik ist die gezielte aktive Übungsbehandlung, die an die Verfassung der Gesamtstatik der Wirbelsäule angepaßt ist. Dabei werden funktionsgestörte Gelenke mobilisiert, verkürzte Muskeln gedehnt, überlastete Regionen stabilisiert. Im Idealfall wird so die Körperhaltung harmonisiert.

Zur Psychosomatik der Wirbelsäule

Daß eine Harmonisierung der Körperhaltung immer den ganzen Menschen fordert – sozusagen von innen und außen – liegt nahe. Jede körperliche und psychische Belastung des Menschen findet ihren Ausdruck in der gesamten Körperhaltung. Daraus ergeben sich ganz unterschiedliche Haltungsbilder. Eine Haltungsänderung meint nicht lediglich eine körperliche Veränderung, sondern vielmehr auch eine psychische.

Typische Redewendungen der Alltagssprache verweisen darauf: *„Der kann keine Haltung bewahren"* – *„Sie trägt die Last der Welt auf den Schultern"* – *„Ihm sitzt die Angst im Nacken."* – *„Er zeigt kein Rückgrat."*

Die Körperhaltung, die durch den Lebensweg im wahrsten Sinne des Wortes beeindruckt wird, entspricht der Lebenshaltung. Uns vertraute Personen erkennen wir schon von Weitem an ihrer Körperhaltung und an ihrem Gangbild. Haltung, Bewegung und Spannkraft drücken die Lebensenergie, die Persönlichkeit und tiefe Gefühle aus.

Unterdrückte, nicht ausgelebte Gefühle können sowohl auf körperlicher als auch auf psychischer Ebene krank machen. Wenn wir z.B. ein Gefühl wie Traurigkeit nicht zeigen wollen, unterdrücken wir unsere Tränen, geben dem Impuls zu weinen nicht nach. Wir beißen die Zähne zusammen, verlangsamen die Atmung, verkrampfen den Bauch. Tun wir das immer wieder, führt das zu chronischen, gefühlstypischen Muskelverspannungen, die allein durch Spritzen oder gar Operationen nicht zufriedenstellend zu behandeln sind.

Lassen wir es gar zur Gewohnheit werden, bestimmte Gefühle zu unterdrücken, wird die Verspannung ebenfalls zur Gewohnheit und die Ausdrucksfähigkeit erstarrt. Anfangs erfolgt die Hemmung bewußt und zielt zumeist darauf ab, Konflikte zu vermeiden. Auf Dauer kann es sein, daß das Gefühl nicht mehr bewußt erlebt wird. Unbewußt gehen wir dann Situationen aus dem Wege, die es wecken können. Hieraus entstehen viele Fehlhaltungen.

Wer als Kind schon seinen Zorn unterdrücken mußte, weil sein Ausbruch in der Familie unerwünscht oder verboten war, wird eine typische muskuläre Hochspannung entwickeln, die sich in der Haltungsstruktur verfestigen und Wachstum und Körperbau immer mehr charakterisieren wird. Niederlage und Resignation können sich in diesem Fall in einem Rundrücken mit hängenden und nach vorn gezogenen Schultern sowie einem schleppenden Gang darstellen.

Aus unserer klinischen Erfahrung wissen wir, daß Wirbelsäulenfehlhaltungen sowie Schmerz- und Verspannungszustände des Rückens bei mehr als 70% der Patienten vorkommen. Wir gehen davon aus, daß es für eine langfristig erfolgreiche Tinnituskompensation unabdingbar ist – neben einer tinnitusspezifischen Therapie – diese Störungen psychosomatisch zu behandeln. Hierfür stehen z.B. *körperorientierte Psychotherapien* (Kap. 10) zur Verfügung.

Eine Herausforderung: Den Kopf oben tragen

Entwicklungsgeschichtlich finden wir erst bei den Affen und anderen Primaten hochdifferenzierte Kopfgelenke. Bei Fischen, die sich als Horizontalschwimmer um eine vertikale Achse bewegen, ist der Kopf mit dem Rumpf fest verwachsen. Der Kopf ist Träger der Sinnesorgane und dient gleichzeitig der Nahrungsaufnahme. Für ein Überleben an Land war es deswegen notwendig, Kopf und Rumpf funktionell zu trennen und den Übergang mit einer differenzierten Eigenbeweglichkeit auszustatten. Unter dem Einfluß der Schwerkraft entwickelte sich allmählich die heutige Halswirbelsäule. Bei Amphibien finden wir schon ein einfaches, einteiliges Gelenk zwischen Schädel und Halswirbelsäule. Bei Reptilien wird das zweite Segment mit in die Evolution einbezogen.

So sind die Kopfgelenke des Menschen der entwicklungsgeschichtlich jüngste Teil der Halswirbelsäule. Sie sind aber besonders störanfällig, weil sie lediglich durch ein Bänder-Muskelsystem gesichert werden.

Chronische Blockierungen: Nichts geht mehr

Tritt eine Blockierung auf, so sind aktive und passive Beweglichkeit beeinträchtigt. Es entsteht ein Verlust an Gelenkspiel in einer oder in mehreren Bewegungsrichtungen. Die Beweglichkeit des gesamten Segments ist beeinträchtigt. Dabei hat jede Störung in einem Teil des Segments Auswirkungen auf andere Teile.

Fast jeder Mensch hat manchmal das Gefühl, den Kopf nicht soweit wie sonst zu der einen oder anderen Seite drehen zu können oder er mag ungewohnte Grenzen spüren, wenn er den Kopf in den Nacken legen oder auf die Brust ziehen will. In vielen solcher Fälle hilft der Körper sich selbst und nach kurzer Zeit ist die volle Beweglichkeit wieder hergestellt.

Eine chronische Blockierung kann in einer *Bandscheibendegeneration (Bandscheibenverschleiß)* resultieren und eine *muskuläre Hochspannung* zu einer Blockierung eines Segmentes führen. Im erweiterten Sinne kann so auch ein quälendes Ohrgeräusch über die muskuläre Hochspannung zur Blockierung der HWS führen. Darüber hinaus kann ein gestörtes Segment Auswirkungen auf andere Segmente haben. Die Gesamtstatik wiederum kann durch eine akute Blockierung, wie bei der Schmerzskoliose* als Schonhaltung, verändert sein.

Viele Patienten vermuten dann alles andere als eine Störung der Kopfgelenke, die oft vom Arzt leicht zu beheben wäre. Betroffene und Ärzte werden sich vielleicht lange Zeit erfolglos darum bemühen, die Symptome zu kurieren. Es werden höchstens kurzfristige Besserungen erzielt, weil die Ursache bestehen bleibt. Am Ende verlieren Arzt wie Patient die Hoffnung und geben ihre Bemühungen auf. Am Schlimmsten ist das natürlich für den Patienten, der sich nun mit chronischen oder regelmäßig wiederkehrenden Schmerzen oder Störungen glaubt abfinden zu müssen.

In der manualtherapeutischen Praxis zeigt sich oft, daß Beschwerden wie Kopf- und Nackenschmerzen, Schwindel, Konzentrationsstörungen – häufig kombiniert mit Schlafstörungen, Fremdkörpergefühl im Hals oder Heiserkeit, Sehstörungen, Ohrenschmerzen und Hörstörungen – durch Kopfgelenksstörungen hervorgerufen werden.

Neurophysiologische Reaktionen. Um diese neurophysiologischen Reaktionen zu verstehen, ist zu beachten, daß sich sowohl in den Gelenkkapseln der Wirbelbogengelenke, den zugehörigen Muskeln mit ihren Muskelspindeln, als auch in den Ansätzen der Bänder und Sehnen kleine Sinneszellen Eigenfühler (med. „Neurorezeptoren") befinden. Diese leiten Informationen über das Rückenmark zum Gehirn. Sie registrieren die Gelenkstellung, die Gelenkbelastung und ggf. schmerzhafte Empfindungen.

Tinnitus und Halswirbelsäule

Für Tinnitusbetroffene ist natürlich das Symptom der Hörstörungen, sind also die Ohrgeräusche wichtig. Während es beim chronischen Tinnitus nur in wenigen Fällen so ist, stellt sich beim akutem Tinnitus häufiger eine Kopfgelenksstörung als wesentliche Ursache heraus. Wird sie fachgerecht behandelt, können die Ohrgeräusche von einem Moment zum anderen verschwinden.

Ein *direkter* Zusammenhang zwischen Tinnitus und Halswirbelsäule kann bestehen, wenn der Tinnitus:

☐ nach einer Halswirbelsäulenverletzung auftritt,

☐ sich durch Bewegung des Kopfes in Bezug auf Lautstärke und/oder Tonhöhe verändert,

☐ sich durch Druck auf den Nacken oder bei Anspannung der Nackenmuskulatur verändert.

Wie können nun Ohrgeräusche durch Halswirbelsäulenstörungen ausgelöst oder mitbedingt sein? Dazu gibt es diese drei verschiedene Theorien:

Die Durchblutungstheorie (Vaskuläre Theorie). Die Schlagader (Arteria vertebralis) ist eng mit der Halswirbelsäule verknüpft. Kein anderes größeres Blutgefäß verläuft in einem eigenen knöchernen Kanal. Die Vermutung liegt nahe, daß diese Schlagader durch Kopfbewegungen beeinträchtigt werden könne, zum Ohr quasi abgedrückt werde. Aber selbst bei massiven degenerativen Einengungen kann daraus nur sehr selten eine Minderdurchblutung der Schnecke resultieren, so daß diese Theorie eigentlich überholt ist.

Sympathikus-Theorie. Teile des sog. „Autonomen Nervensystems", hier insbesondere der „sympathische Anteil" sind möglicherweise eng mit der Versorgung des Innenohrs verbunden. Früher nahm man an, daß bei Kopfgelenksstörungen eine sympathische Beeinflussung der Schnecke durch Engstellung der Gefäße und Unterversorgung der Schneckenstrukturen erfolgen könnte. Therapeutische Behandlungen – z.B. durch Betäubung bestimmter Nervenknotenpunkte (Stellatumblockaden) – haben allerdings keine überzeugenden Resultate zeigen können, so daß sich auch diese Theorie insgesamt nicht als überzeugend erwiesen hat.

Neurophysiologische Theorie. Die aktuell am stärksten favorisierte Theorie nimmt eine Verbindung der Neurorezeptoren der Kopfgelenke („Rezeptorenfeld im Nacken") mit Nervenzellen des Innenohres bzw. der zentralen Hörbahn an. Solche im Tierversuch gefundenen Verbindungen könnten auch beim Menschen gelten. Dadurch wird schon theoretisch nahegelegt, den möglichen Einfluß einer funktionellen Kopfgelenksstörung als vertebragene (d.h. von der Wirbelsäule ausgehende) Komponente bei Ohrgeräuschen in die Diagnostik mit einzubeziehen.

Fallbeispiel Herr P.

Ein Gärtner, 31 Jahre alt, hat seit einer Woche ein linksseitiges Ohrgeräusch. Seit etwa zwei Wochen bestehen linksseitige Nackenbeschwerden mit Kopfschmerzen, die in die linke Stirn zögen. Gleichzeitig war dem Patienten eine schmerzhaft eingeschränkte Linksdrehung des Kopfes aufgefallen. Unfallereignisse mit Kopf-Nackenbeteiligung sind dem Patienten nicht erinnerlich. Er habe aber in den zurückliegenden vier Wochen berufsbedingt eine erhebliche körperliche Belastung gehabt. Seit Jahren bestünden ständig wiederkehrende Verspannungszustände der Schulter-Nackenregion beidseitig, mit Ausstrahlung in den Hinterkopf, beidseitig. Subjektiv ist das Ohrgeräusch durch Kopfbewegung nicht beeinflußbar und es besteht auch kein Schwindel.

Die funktionelle Untersuchung der Halswirbelsäule zeigt eine ausgeprägte Funktionsstörung des linksseitigen Kopfgelenkes kombiniert mit einer erheblichen Rippenfunktionsstörung und linksseitiger muskulärer Hochspannung. Im Röntgenbild zeigt sich eine deutliche Fehlstellung der Kopfgelenke.

Unmittelbar nach der manualtherapeutischen Behandlung der Halswirbelsäule fühlt sich der Patient frei beweglich. Das Ohrgeräusch ist spontan nicht mehr wahrnehmbar. Bei der Kontrolluntersuchung nach zwei Wochen stellt sich ein beschwerdefreier, glücklicher Patient vor.

Aber auch bei weniger sensationellen Erfolgen stellt sich oft heraus, daß eine Kopfgelenksstörung mitverursachend für Tinnitus ist. Zu vermuten ist das vor allem bei Personen, die vor Tinnitusbeginn Verletzungen der Halswirbelsäule – z.B. als Folge von Autounfällen oder Stürzen – hatten. Dabei muß das Ereignis gar nicht sonderlich spektakulär gewesen sein, um weitreichende Konsequenzen zu haben, da die Halswirbelsäule sehr empfindlich ist. Bei genauer Nachfrage erinnern sich unsere Patienten nicht selten an einen jahrelang zurückliegenden kleinen Auffahrunfall oder an einen Skiunfall, von dem sie bislang angenommen hatten, er sei glimpflich abgelaufen.

Fallbeispiel Herr E.

Ein Ingenieur, 44 Jahre alt, leidet seit 15 Monaten an einem permanenten rechtsseitigem Tinnitus. Teilweise empfindet er das Ohrgeräusch als Sirren im ganzen Kopf. Gelegentlich nimmt er auch ein zusätzliches Ohrgeräusch linksseitig wahr. Bei näherer Befragung stellt sich heraus, daß er etwa zwei Wochen vor Tinnitusbeginn beim Skilaufen erheblich gestürzt war – und zwar u.a. auf die linke Schädelseite. Er habe danach für einige Tage an einem steifen Nacken gelitten, sich aber bei keinem Arzt vorgestellt. Nach einer Woche sei er beschwerdefrei gewesen. Lediglich ein Spannungsgefühl im linken Hinterkopf sei geblieben. Darüber hinaus gibt der Patient an, daß er den Kopf nicht mehr so weit wie früher nach links drehen könne. Ansonsten fühle er sich frei beweglich.

Bei der Untersuchung findet sich eine Blockierung im linksseitigen Kopfgelenk zwischen Atlas und Axis. Die linksseitige Kopfgelenksmuskulatur ist erheblich verspannt. Es besteht eine deutliche Funktionseinschränkung der Drehbeweglichkeit nach links, welche auch im Röntgenbild als Fehlstellung der ersten beiden Halswirbel in Erscheinung tritt.

Nach der manualtherapeutischen Manipulation der Kopfgelenke nimmt der Patient den linksseitigen Tinnitus nicht mehr wahr. Der rechtsseitige Tinnitus bleibt bestehen, ist aber subjektiv deutlich leiser. Die Halswirbelsäule ist wieder frei beweglich, das Spannungsgefühl im Hinterkopf verschwunden. Die Kontrolluntersuchung nach einer Woche bestätigt dieses Ergebnis.

Wenn bestehende Ohrgeräusche sich plötzlich verschlimmern, könnte ebenfalls eine Kopfgelenksstörung die Ursache sein. Entweder werden die Ohrgeräusche lauter und quälender wahrgenommen, oder es kommen neue Töne hinzu.

Selbstdiagnose: Was kann ich selbst feststellen?

Manchmal ist es für Betroffene leicht festzustellen, ob die oben beschriebenen Zusammenhänge auf sie zutreffen. Denn jeder Patient kann für sich recht schnell überprüfen, ob sich das Ohrgeräusch in der Kopfbewegung verändert. Ist das nicht der Fall, sollte daraus allerdings nicht der voreilige

Schluß gezogen werden, daß kein Zusammenhang besteht. Selbstversuche vermögen zwar wertvolle Hinweise zu geben, ersetzen aber nicht eine umfassende und gründliche fachmedizinische Untersuchung.

Nun können Kopfgelenksstörungen einerseits Ohrgeräusche auslösen und beeinflussen, andererseits wirkt eine chronische Anspannung der Nacken-Schultermuskulatur auch ohne den Umweg über die Halswirbelsäule nicht selten verstärkend auf die Ohrgeräusche. Der Selbsttest besteht darin, verschiedene Druckpunkte im Nacken und an den Schultern auszuprobieren. Verändert sich das Ohrgeräusch, so ist ein Zusammenhang wahrscheinlich. Auch hier gilt jedoch, daß dieses Vorgehen eine Untersuchung durch einen Manualtherapeuten nicht ersetzen kann.

Letztlich sollten Tinnitusbetroffene immer möglichst frühzeitig manualtherapeutisch untersucht werden, um etwaige Kopfgelenksstörungen als Ursache auszuschließen bzw. um eine Beteiligung der Kopfgelenke und der Schulter-Nackenmuskulatur zu erkennen, die bei der gesamten Therapieplanung berücksichtigt werden.

8.
Tai Chi/Qi Gong:
Bewegungs- und Körperarbeit

Elke Nelting

Für Patienten, die das erste Mal in die Tinnitusklinik Arolsen zur Behandlung kommen, ist Tai Chi/Qi Gong fast immer etwas völlig Neues. Etwas, von dem sie vielleicht „mal gehört" oder im Fernsehen etwas gesehen haben; manchmal hat auch jemand im Bekanntenkreis „so etwas" gemacht.

Für fast alle Tinnituspatienten, die stationär behandelt werden müssen, ist diese Körperarbeit indiziert. Ausnahmen sind Patienten, die keinen Zugang zu dieser Bewegungsform finden (häufig z.B. hyperaktive Ausdauersportler). Bewegungseingeschränkte Patienten, Sehbehinderte, auch Erblindete, Schwerhörige und Ertaubte nehmen teil. Tai Chi/Qi Gong kann eventuell auch im Sitzen und in der Vorstellung wirksam durchgeführt werden. In einer Gruppe sind 8-11 Patienten unterschiedlichen Alters und Geschlechts.

Der folgende Bericht aus der Arbeit mit Tinnituspatienten stellt Übungen aus den Bereichen der therapeutischen Körperarbeit und des Tai Chi/Qi Gong vor, die in ihrer Folge und ihrem Ablauf entsprechend der Patientengruppe variiert und angepaßt werden.

Zu Beginn der Stunde sitzt die Patientengruppe mit mir im Kreis am Boden oder auf einem Stuhl und ich schaue in erwartungsvolle, offene, skeptische, neugierige und oft angespannte Gesichter.

Schon in der ersten Begegnung erfahren wir mit unserem Körper, unserer Seele und unserem Geist (der nicht nur Denkaktivität bedeutet, sondern auch Intuition), wer uns gegenüber sitzt. Das betrifft mich und die Patienten gleichermaßen. Denn auf all diesen Ebenen können wir unser Gegenüber erleben und Informationen bekommen, mit denen wir dann weiter arbeiten.

> Ich erzähle vom Ursprung des Tai Chi: Schon vor Jahrtausenden haben Mönche in China durch geschulte Meditation für sich wahrgenommen, daß der Mensch ein kleines Universum ist, mit himmlischer *(Yang)* und irdischer *(Yin)* Energie, die auf sog. „Meridianen" (Energiebahnen) durch den Körper fließt. Die chinesischen Klassiker lehren, daß der Mensch mit dem großen Universum naturgegeben verbunden ist. Sie sagen, wir können durch unsere Art zu leben (Lebenspflege), uns zu bewegen (bei runden und spiralförmigen Bewegungen fließt die Energie besser) und zu atmen (durch den Atem sind wir wie durch eine Nabelschnur mit unserer Umwelt bzw. mit dem Kosmos verbunden) einen guten und harmonischen Energieaustausch bewirken.

Tai Chi/Qi Gong wurde früher traditionell in den chinesischen Familien gepflegt und geübt und streng geheim gehalten. Nach der Kulturrevolution in China wurde die sog. „Peking-Form" (eine Kurzform aus den alten, traditionellen Bewegungsübungen) in den chinesischen Schulen allgemein unterrichtet und in den siebziger Jahren gelangten diese und weitere Formen über die USA zu uns nach Deutschland, um hier zunehmend bekannter zu werden. Aufgrund der vielen wissenschaftlichen Untersuchungen zu Wirkungen des Tai Chi/Qi Gong und sicher auch wegen der Universalität und Einfachheit der Prinzipien wird diese Methode hier zunehmend akzeptiert, in die bewegungstherapeutische Arbeit integriert und findet auch Platz in psychotherapeutischen Behandlungsformen.

Den Patienten wird langsam und behutsam diese Bewegungsform zu-*gäng*lich und vertraut gemacht. Als erstes mache ich die Patienten darauf aufmerksam, daß sie das, was sie für Tai Chi/Qi Gong brauchen, stets bei sich haben – nämlich ihren Körper, ein wunderbares Werkzeug! Er ist auf vollkommene Art bereit für die Bewegung, auch und gerade bei allen Formen von Hörstörungen (Tinnitus, Hyperakusis, Schwerhörigkeit bis zur Taubheit). Man muß „nur" lernen, ihm zu vertrauen, statt ihn in seinen natürlichen Funktionen zu hindern. Wichtig ist das Wiedererlangen von Freude an (und in) der Bewegung. Wir sollten uns daher lieber fragen: „Macht es mir Freude?" als „Ist es gut für mich?"

In Ruhe den Körper befragen
Dies ist meist der Beginn der Körperarbeit und kann im Sitzen wie auch im Stehen ausgeführt werden: „Wie fühle ich mich", „Wo fühle ich mich gut?", „Wo fühle ich mich nicht gut?".

Schon hierbei kann erkannt werden, daß es Bereiche im Körper gibt, die trotz Tinnitus ein Wohlgefühl vermitteln.

Ausdehnen und Entspannen (Fang Song Gong)
Die sinnliche Wahrnehmung soll hierbei geweckt werden. Wir wandern mit unserer inneren Aufmerksamkeit im Zusammenspiel mit dem Atem durch den gesamten Körper. Die Augen sind geschlossen, und innerlich lenken wir mit dem Einatmen unsere Aufmerksamkeit als erstes auf das Gesicht und entspannen beim Ausatmen, dann auf die Brust, den Bauch, die vordere Seite der Beine bis auf den Fußrücken, vom Hinterkopf die hintere Linie bis zu den Fersen, die seitliche Linie bis zu den Fußkanten, die mittlere Linie von der Kopfmitte in den Bauch, die inneren Seiten der Beine entlang bis zu den Fußsohlen.

So werden auch die Sinnesorgane innerlich aktiviert, nehmen aber nur bedingt Wahrnehmungen von äußeren Beeinflussungen auf: z. B. die Augen schauen zwar, aber „sehen nichts"; die Ohren hören, aber „nehmen nicht auf". Die sinnliche Wahrnehmung ist so allmählich im ganzen Körper etabliert, stabil und einheitlich entwickelt – Körper, Seele und Geist sind eins.

Mit etwas Übung können gerade Hyperakusis-Patienten besonders von dieser Art des „Hörens" profitieren.

Diese Übung ist eine gute Grundlage für den weiteren Ablauf in der Stunde, in der ich als nächstes (wenn diese Übung im Sitzen am Boden stattgefunden hat) verschiedene Variationen des natürlichen Aufrichtens, vornehmlich nach der Feldenkrais-Methode*, zeige und danach gemeinsam mit den Patienten übe (z. B. spiralförmiges Aufstehen, das überraschend leicht fällt, viele Patienten erstaunen läßt und ich Äußerungen höre, wie „So leicht geht das, wo ich mich sonst so abmühe vom Boden hochzukommen?!".

Das Gehen

Ich frage zur Orientierung im Raum: „Wo bin ich ?", „Wie sieht hier die Umgebung/Umwelt aus?". – Dann wird die die Zeitorientierung erfragt: „Wie ist mein Tempo?", „Gehe ich schnell oder eher langsam?", und schließlich frage ich: „Wie *geht* es Ihnen?", „Wie *gehen* die anderen?"

Ich leite an, langsam durch den Raum zu gehen (erste Begegnung mit dem Zeitlupentempo der Bewegung im Tai Chi, was vielen Patienten oft schwerfällt).

„Die Aufmerksamkeit richtet sich jetzt wieder nach innen. Wir achten also nicht mehr darauf, wie die Anderen gehen, sondern lenken die Aufmerksamkeit auf unsere Füße, die uns ein Leben lang getragen haben – mit Leichtigkeit, aber oft auch mit Schmerzen. – Spüren Sie den Boden, die Erde unter den Füßen? Spüren Sie, wie der Fuß abrollt, wie er flexibel ist mit seinen vielen, kleinen Knöchelchen (über 20(!) an der Zahl)?

Die Füße entspannen während des aufmerksamen Gehens, dann folgen die Waden, die Knie (es stellt sich darauf wie von selbst ein „tieferer" Gang ein), die Oberschenkel, das Becken und der Rücken, der sich aufrichtet beim Einatmen und beim Ausatmen entspannt. Auch der Bauch entspannt sich und wird größer, wodurch die inneren Organe mehr Platz bekommen und so besser ihre Funktion ausüben; besonders die Lunge, die durch verbesserte Zwerchfellaktivität mehr nach unten atmen kann. Der Brustkorb erfährt Entspannung, das Herzklopfen wird wahrgenommen.

Bei den Schultern entwickelt sich das Gefühl, daß alles an ihnen herabgleitet, nichts wird festgehalten von dem, was auf die Schulter geladen ist. Bis in die Fingerspitzen reicht die Entspannung. Wir achten auf die Nackenmuskulatur und weiter, wohin unser Blick geht. Wir heben den Blick zum Horizont und haben das Gefühl, „der Kopf schwebt, ist ganz leicht" und dann nehmen wir wahr, wie die Hals-Nackenmuskulatur entspannen kann."

Ich erinnere die Patienten an ihre Spaziergänge, die sie während ihres Aufenthaltes in der Klinik zum Üben der Wahrnehmung machen sollen, und daran, daß sie auf diese Weise auch jederzeit etwas für den „aufrechten" Gang, für ihre Wirbelsäule und ihr Wohlbefinden tun können.

„Es folgt die Entspannung des Unterkiefers. Die Zunge soll locker am Gaumen liegen, die Zungenspitze hinter den Frontzähnen; das Gesicht entspannt sich, und während die Augenbrauen auseinandertreiben, glättet sich die Stirn. Die Ohrmuskulatur läßt locker, die Ohren dürfen herunterhängen – wie oft haben wir schon in unserem Leben „gehört": „Halt' die Ohren steif!". Zum Schluß entspannt sich die Kopfhaut, und so reicht die Entspannung von den Füßen bis in die Haarspitzen.

Wir gehen und spüren die „Ruhe in der Bewegung" und nehmen die „Bewegung in der Ruhe" wahr. Es ist unsere Wahrnehmung, unsere Wahrheit. Wir bleiben stehen, die Füße schulterbreit auseinander, schließen die Augen und spüren nach.

Langsam öffnen wir die Augen und setzen uns wieder in Bewegung: Diesmal richten wir die innere Aufmerksamkeit auf den nach unten zu den Füßen verlagerten Schwerpunkt – die Wirbelsäule bleibt aufgerichtet. So können wir gut (wie eine Katze) über den Boden schleichen, und wir nehmen Kontakt mit der „Umwelt" auf. Auch die anderen haben einen tieferen Gang, der sehr geschmeidig wirkt.

Wenn uns jetzt jemand begegnet, geben wir uns einen „Impuls", also einen kleinen Schubs mit dem Finger oder der Hand, nicht zu fest, aber deutlich, und lernen auszuweichen. Laotse* sagt: „Das Weiche besiegt das Harte". Wir sind in der Bewegung, wie das Wasser, immer im Fluß, immer in Veränderung und Wasser ist weich und doch von ungeheurer Kraft. Wir erfahren durch die Schwerpunktverlagerung nach unten Flexibilität und dennoch Stabilität, die nicht statisch ist. Wir weichen nach unten zur Seite aus und lassen uns nicht aus dem Gleichgewicht bringen.

Zur Abwechslung gehen wir jetzt „gerade" nach oben gerichtet und gestreckt und geben uns wiederum Impulse.

Fast alle Patienten geraten dabei aus dem Gleichgewicht und die, die Gleichgewicht behalten, sind meiner Aufforderung nicht gefolgt und haben das Erlernte schon angewandt. Diese *neuen* Erkenntnisse, die eigentlich ja gar nicht so neu sind, da wir sie vielleicht noch aus frühem Kindesalter kennen, werden gerne aus der Stunde mit in den Tag genommen. Das, was für uns gut ist, lernen wir an sich leicht. Doch bei der Körperarbeit bringen wir einen Körper mit, der jahrzehntelang gelernt hat, sich zu *verhalten,* und *Ver-*

haltung macht sich in unserer *Haltung* bemerkbar und schließlich spürbar über Verspannungen und Schmerzen. Wir müssen uns jedoch als erstes dieser Verhaltungen bewußt werden, damit sich „Neuerlerntes" langsam integrieren kann.

> *Die natürliche Grundhaltung*
> „Wie steht's mit Ihnen?", werden wir manchmal gefragt, oder: „Welchen Standpunkt haben Sie?".
>
> Wir wollen langsam eine natürliche Haltung aufbauen, bei der wir mit beiden Füßen schulterbreit auf der Erde stehen und das Körpergewicht gleichmäßig verteilen. Dazu pendeln wir mit geschlossenen Augen hin und her, mit kleiner werdenden Bewegungen, und finden unsere Mitte. Die Füße sind fest am Boden, mit der Erde verwurzelt. Die Knie sind geöffnet, d.h., leicht nach außen gedreht; das Becken entspannt sich, der Damm wird leicht hinabgezogen, die Wirbelsäule ist nach unten und oben gedehnt, also aufgerichtet. Im Bauch stellt sich ein „volles" Gefühl ein, in der geöffneten Brust ist ein „leeres" Gefühl. Die Schlüsselbeine/Schultern breiten sich seitlich aus, unter den Achseln wird etwas Platz gelassen, die Arme sind leicht spiralförmig gedreht, locker gelassen, der Kopf ist aufgerichtet, zum Himmel geöffnet. Die Augen sind leicht geschlossen, und wir „schauen" nach innen und rufen in uns ein „inneres Lächeln" hervor, das wir bewahren. Wir spüren, wie die untere Hälfte des Körpers voll ist, fest ist wie die Erde (Yin). Oberhalb der Gürtellinie ist er leer und offen wie der Himmel (Yang). So erfahren wir in dieser Haltung die Prinzipien von Yin und Yang, die eine Einheit bilden.
>
> Diese natürliche Haltung – man wird sich vielleicht an kleine Kinder erinnern, die so dastehen – wirkt auf Erwachsene aber oft sehr komisch oder merkwürdig und wird anfangs durchaus anstrengend erlebt.

Hier betone ich, daß es kein strenges Vorbild gibt, an das man sich zu „halten" hat, jeder soll sich in eine „Haltung" begeben, die ihm angemessen, natürlich erscheint. Der Aufbau dieser Haltung dauert etwa 5 Minuten, und das kann am Anfang durchaus eine Herausforderung bedeuten. Wenn man in dieser Haltung die Aufmerksamkeit im „Dantien" (damit ist das Energiezentrum unterhalb des Bauchnabels gemeint) zentriert, wird Kraft und Ausdauer gut erfahrbar.

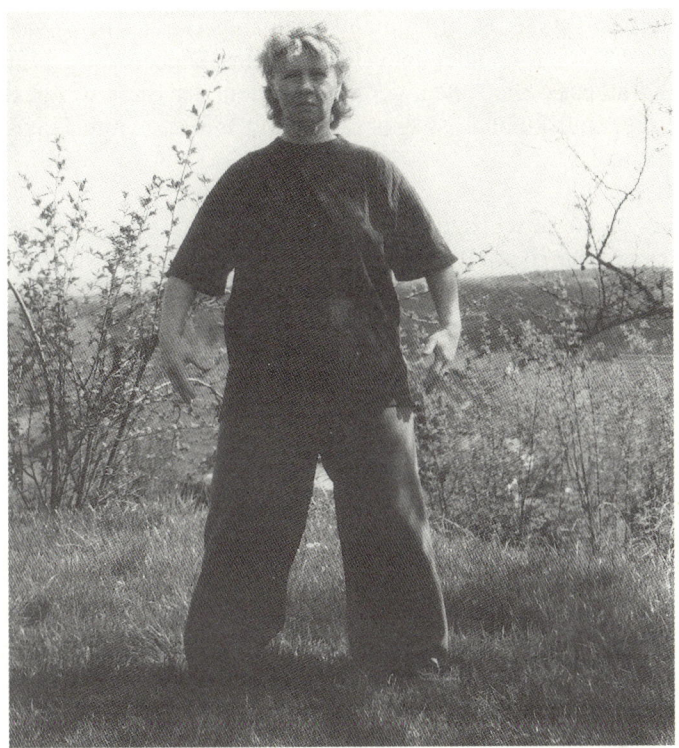

Abb.1: Die natürliche Grundhaltung

Es gibt die Möglichkeit, in dieser Haltung meditativ zu verweilen. Für Patienten mit Tinnitus ist dabei folgende Übung sehr wichtig:

Eine Übung in der Grundhaltung
„Schließen Sie die Augen, fühlen Sie den Körper von den Füßen bis zum Kopf und hören Sie mit dem ganzen Körper alle Geräusche, die gerade vorhanden sind: z. B. den Atem des Nachbarn, die Heizung, die Vogelstimmen, Fahrgeräusche der Autos..... (ca. eine Minute) .... Jetzt stellen Sie sich bitte auf ein Geräusch ein und hören Sie nur auf dieses ausgewählte Geräusch. ..... (ca. eine Minute)..... Nun verlassen Sie wiederum dieses Geräusch in der Aufmerksamkeit, suchen sich ein anderes Geräusch und bleiben mit Ihrer Aufmerksamkeit jetzt dort."

Dann folgt erneut das Wahrnehmen/Hören aller Geräusche immer noch mit dem ganzen Körper – Fühlen und Hören ist eins. Diese Wahrnehmung bleibt, wenn jetzt langsam die Augen geöffnet werden, der Blick weitgestellt ist (d. h., die Augenmuskulatur ist entspannt) und Fühlen, Hören und nun auch Schauen eins ist.

So ist diese meditative Haltung gleichermaßen nach innen und außen geöffnet – eins mit der (Um-)Welt.

Langsam lösen wir uns aus dieser Haltung (in der Tai Chi-Sprache übrigens „die Bärenstellung") und gehen wieder durch den Raum.

```
          Das Wort Dantien
  bedeutet „Feld" oder „Speicher"
      für unseren lebens-
     sprühenden Wesenskern,
      für die Kraft im Bauch.
   Damit ist das umfassende,
       das sichere Gespür
      für Deine Fähigkeiten,
     Deine Stärke gemeint,
      das Du in Deinem Bauch
          spüren kannst.
        (Al Huang, Tai Ji)
```

Gruppen-und Partnerübungen

Sie haben im Tai Chi/Qi Gong eine wichtige Funktion. Wir begegnen dem „Du" aus unserer Zentriertheit heraus. Welche Erfahrungen ergeben sich daraus? Einige Beispiele mögen dies veranschaulichen:

Der Wattekreis:
Wir finden uns im Kreis stehend zusammen, reiben unsere Hände und legen diese danach in Schulterhöhe an die Hände unserer beiden Nachbarn. Wir geben unser Körpergewicht auf das rechte Bein, heben das linke Bein etwas an und verlagern den Schwerpunkt nach unten. Der obere Schultergürtel wird frei für die Impulse, die von links und rechts

von unseren Nachbarn kommen. Es ist, als würden wir in Watte drücken, die sich sanft wieder ausdehnt. Es ist kein Erlebnis von Widerstand, denn der ist durch die Flexibilität nicht vorhanden und so kommt es auch bei dieser Übung auf innere Zentriertheit, Aufmerksamkeit und damit entsprechend angepaßter Antwort des Körpers auf den Impuls von außen an.

Das Interesse sollte auf die eigene innere Stabilität gerichtet sein und nicht darauf, den Nachbarn aus dem Gleichgewicht zu bringen. Wir bewegen uns sehr flexibel und sind bemüht, nicht aus dem Gleichgewicht zu kommen. Da die Bewegungen sehr langsam sind, können wir uns in jeder Phase durch gute „Erdung" stabil und kräftig fühlen und bewegen.

Das Statuenbauen:

Zwei Partner arbeiten zusammen, Partner A stellt sich in die Grundhaltung, schließt die Augen und läßt sich von Partner B bewegen, allerdings abwechselnd nur die Arme. Partner B faßt vorsichtig Handgelenk und Ellbogen und sucht eine bequeme Position für diesen Arm des Partners aus. In dieser Phase kann Partner A die Armmuskeln entspannen und dieses bewußt wahr-nehmen. Wenn Partner B die erdachte Position erreicht hat, löst er langsam seine Hände vom Arm des Partners. Dieses ist für Partner A das Signal, langsam die Muskeln anzuspannen und den Arm selbst in entsprechender Position zu halten. Jetzt spürt er bewußt die Anspannung seiner Armmuskulatur. Partner B wechselt zum anderen Arm und bewegt diesen entsprechend. Danach können die Augen wieder langsam geöffnet werden.

Zwischen den Partnerwechseln gibt es oft einen lebhaften Austausch der Patienten über die ungewöhnlichen Erfahrungen an bzw. in ihrem Körper. Meistens geht es darum, daß sie bisher mit geschlossenen Augen Bewegungen in ihrem Körper selten wahrgenommen haben, so daß in ihnen jetzt eine Ahnung aufkeimt, was alles wahrzunehmen möglich ist.

Die Algenübung:

Dies ist wieder eine Übung zu zweit. Hier kommt es darauf an, sich der Vorstellung hinzugeben, eine Alge zu sein, um in den Genuß des Bewegt-werdens zu kommen. Partner A steht mit geschlossenen Augen fest verwurzelt am Boden, die Arme nach vorn, als würde er einen Baum umarmen, in den Armen ist gerade so viel Spannung, daß beide sich al-

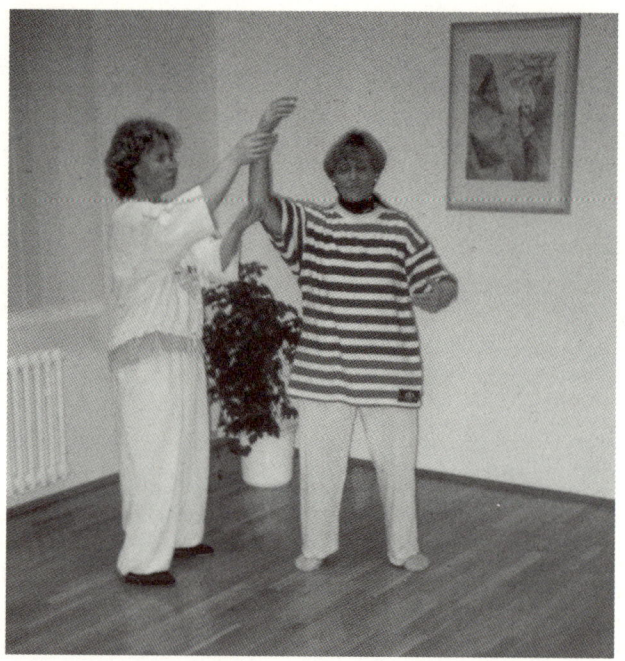

Abb.2: Foto: Das Statuenbauen

leine halten können. Nun gibt Partner B mit einem Finger einen deutlichen Impuls und Partner A bewegt den Körper oder auch nur einen Körperteil in die Richtung, die er aus dem Impuls heraus spürt, und auch nur so weit, wie er den Impuls wahrnimmt. Danach kehrt er wieder zurück zur Ausgangsposition. Partner B läßt Partner A ein wenig Zeit zum Einfühlen und setzt dann das Impulse-Geben in dieser Form fort.

Nach etwa 5 Minuten ist Partnerwechsel. Im Hintergrund dieser beiden Übungen läuft Musik mit entspannenden Rhythmen, z.B. mit tibetanischen Klangschalen.

Die Augen geschlossen halten und trotzdem bzw. gerade deshalb so „ganz wach" sein für Einflüsse von außen und Wahrnehmung von innen, diese aufnehmen und angemessen darauf zu reagieren, Gelassenheit empfinden und bewußt werden lassen, zur Ruhe kommen – das ist die Essenz dieser Übung.

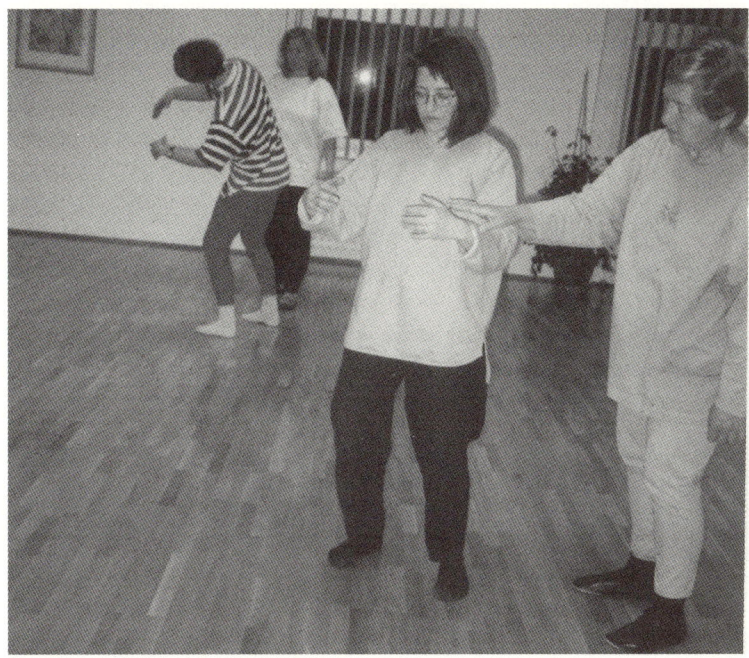

Abb. 3: Foto: Die Algenübung

Tai Chi/Qi Gong-Formen
– wie „Harmonie – eine 5-Elemente-Übung", die „8 Brokate", die „18 Bewegungen" oder die „6 heilenden Laute" – werden in jeder Stunde nach und nach gelernt und wiederholt. Sie zählen schon während des Klinikaufenthaltes zum Übungsgut der Patienten und können als erlernte Bewegungsfolge mit nach Hause genommen werden. Dies ist auch deshalb wichtig, weil viele Patienten nicht die Möglichkeit haben, in ihrem Heimatort einen Kurs dieser Art zu besuchen (was aber durchaus empfehlenswert ist).

In diesen einfachen Übungsformen sind schon alle Prinzipien des Tai Chi/Qi Gongs enthalten. Sie entfalten ihre Wirkung aber nur durch stetes Üben im Alltag. Die in der Klinik erlernten Übungen lassen sich von den Patienten gut in das häusliche Tagesprogramm integrieren: morgens eine halbe Stunde Tai Chi/Qi Gong ermöglicht es, dem Tag frisch und freudig zu begegnen.

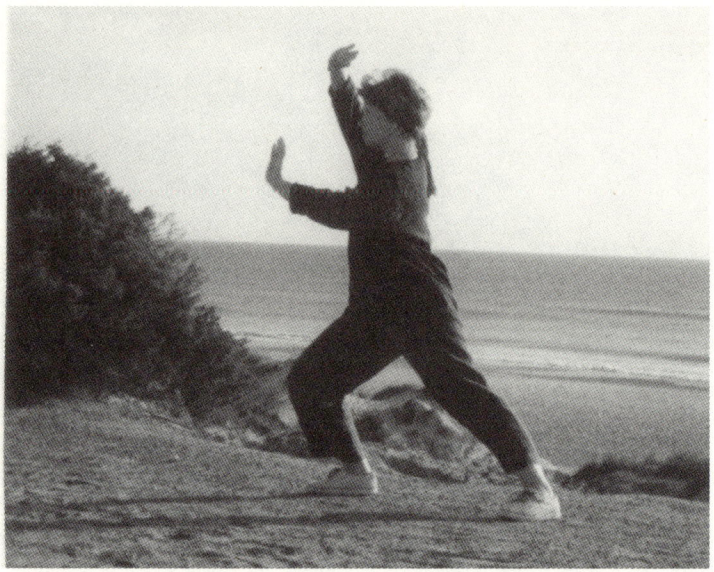

Abb.4: Qi Gong: Übungselement aus den „18 Bewegungen"

Der Übende hat sich und seine Umwelt gespürt, Kraft und Vitalität in sich wahrgenommen. Später am Tag, wenn körperlich oder geistig viel gearbeitet wurde, können diese Übungen in einer (schöpferischen) Pause Erfrischung bringen und abends kann das angestrengte Körper-Seele-Geist-Verhältnis auf wunderbare Weise harmonisiert werden.

Ein überanstrengter Körper kommt über die Bewegungsmeditation zur Ruhe, ein schlaffer erschöpfter Körper fühlt wieder Vitalität und spürt Energie in sich. Das gleiche gilt auch für einen überstrapazierten Geist, denn ein Geist, der in der Vorstellung eins ist mit dem Handeln (der Bewegung), erfährt Entspannung.

Um zur inneren Harmonie zu kommen, empfahl schon der chinesische Philosoph Laotse (400 v. Chr.):

„Sammle Dich auf das Ziel der Meditation. Höre nicht mit Deinen Ohren, sondern höre mit Deinem Geist; nicht mit Deinem Geist, sondern mit Deinem Atem. Laß das Hören nicht weitergehen, als bis zu den Oh-

ren; laß Deinen Geist nicht weitergehen als bis zu den Bildern. Atmen heißt, sich leermachen und das Dao* zu erwarten. Dao verweilt nur in der Leere. Diese Leere ist das Fasten des Geistes."

Die Yin- und Yang-Lehre.
Ursprünglich stand das Zeichen Yin für die Schattenseite eines Berges und Yang für die sonnige Seite. Die Gesamtheit aller Dinge ist abhängig von der Veränderung dieser beiden Aspekte. Es gibt kein Yin ohne Yang, beide Kräfte sind nie in Ruhe, sondern verändern oder ergänzen sich wechselseitig zu einem harmonischen Ganzen (Leben ist Bewegung – Bewegung ist Leben). Dies wird durch den jeweils gegensätzlichen kleinen Punkt im großen Feld symbolisiert. In der Natur finden wir Gegensatzpaare, die dieser Yin und Yang-Polarität zugeordnet werden:

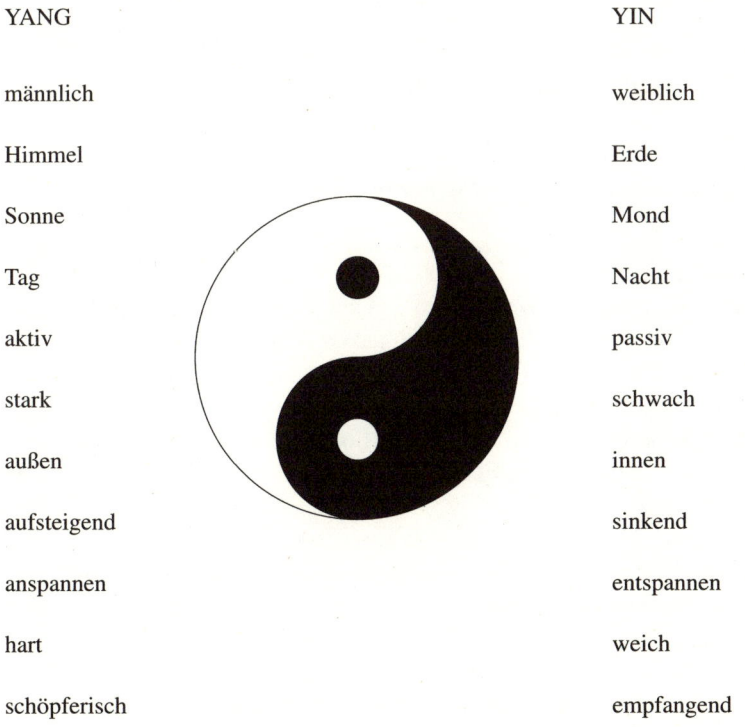

YANG	YIN
männlich	weiblich
Himmel	Erde
Sonne	Mond
Tag	Nacht
aktiv	passiv
stark	schwach
außen	innen
aufsteigend	sinkend
anspannen	entspannen
hart	weich
schöpferisch	empfangend

111

Die 5-Elemente-Theorie.
Sie ist ein analoges Denkmodell, das die komplexen Bewegungen und Veränderungen der materiellen Welt vereinfacht darstellt, sowie einheitlich und dynamisch analysiert. Für die Wirkung der Übungen ist der philosophische Hintergrund nicht erforderlich, der hier nur kurz dargestellt werden soll:

Nach traditioneller chinesischer Anschauung besteht die Welt aus Materie und Phänomenen wie Raum, Zeit, Himmelsrichtungen, Position der Erde, Jahreszeiten und dem Ablauf des natürlichen Geschehens. Entsprechend der Eigenschaften der Dinge werden sie in fünf Kategorien eingeteilt. Es existiert innerhalb dieser fünf Kategorien eine interne Rangordnung und Beziehung der Elemente untereinander und miteinander. Durch ständige Bewegung wird die Balance (Harmonie) zwischen den Systemen dynamisch reguliert. Den 5 Elementen Wasser, Holz, Feuer, Erde und Metall werden Eigenschaften zugeordnet, die man in der Bewegung der 5-Elemente-Übung in sich wahrnehmen soll und darüber Harmonie erzeugen können.

Vielfach erkennt man in diesen Zyklen auch Elemente, wie wir sie in unserem Jahreszeitenzyklus kennen und zuordnen. Die Chinesen rechnen zusätzlich den Spätsommer als eigene Jahreszeit.

Die „Harmonie" oder „5-Elemente-Übung"

Das Element Wasser
Die Bewegung des Wassers erfolgt nach einer Zentrierung im „Dantien" aus der natürlichen Grundhaltung. Wir nehmen unsere geistige Vorstellungskraft zu Hilfe, indem wir uns aufsteigenden Nebel vorstellen. Dabei treiben die Arme vor dem Oberkörper parallel zueinander (die Handinnenflächen zeigen nach unten) bis auf Schulterhöhe, wobei der gesamte Körper von den Füßen her sich einheitlich nach oben bewegt.

In dieser Phase erleben wir das Yang-Prinzip (langsame Muskelanspannung in den Armen, Aufrichtung des Körpers). Der Wechsel zur Yin-Phase erfolgt kurz vor der vollendeten Bewegung nach oben (in jedem Yang ist ein kleines Yin, damit die Umkehr erfolgen kann). Die Arme sinken (und entspannen dabei) nach unten in Verbindung mit der Abwärtsbewegung des ganzen Körpers durch Beugung der Knie und Hüfte in eine Hockstellung.

Als geistige Vorstellung gebe ich vielfach das Bild eines Wasserfalls im Zeitlupentempo, der zu einem Fluß wird, aus dem heraus Leben (Holz, Pflanzen) entsteht. Hierbei ist zu beachten, daß die Füße fest am Boden bleiben (die Knie sind sonst überlastet).

Wenn der Körper es (noch) nicht zuläßt, tief in die Hocke herunterzugehen, dann bleibt man eben in mittlerer Position und macht von dort aus den Übergang zur nächsten Wandlungsphase:

Das Element Holz
Aus dem Wasser entsteht alles Leben auf der Erde. Wir schöpfen bildhaft im Wasser, im Fluß, der vor uns liegt, mit einer locker drehenden Bewegung in den Handgelenken, die die Hände zusammenführen läßt (wir schauen in die Handinnenflächen). Einheitlich bewegen wir den Körper mit steigender Anspannung (auch in den Händen zu spüren) nach oben.

In dieser Yang-Phase stellen wir uns vor, ein kleiner Baumschößling zu sein, der, vom Wasser genährt, immer mehr zu einem kräftigen Baum heranwächst, wir spüren die Kraft in den Füßen, Beinen, Becken, Brust zum Kopf in den Armen aufsteigend und gehen über zur Yin-Phase:

Der Körper sinkt wieder einheitlich und bei aufgerichteter Wirbelsäule. Es entspannen und sinken besonders die Schultern mit den Armen, die sich wie eine weiche Baumkrone über dem Kopf entfaltend, langsam nach unten treiben.

Schon während dieser Bewegung verlagern wir das Körpergewicht zum großen Teil auf das rechte Bein bzw. den rechten Fuß und drehen das Becken nach links, heben dabei die linke Fußspitze an und drehen den linken Fuß auf der Ferse nach außen.

Die Hände treiben auf Herz-Brusthöhe und bilden das sog. „Tigermaul" (Daumen und Zeigefinger zeigen zueinander, alle Finger sind geöffnet, Ellenbogen bleiben unten). Es ist das Symbol für das Feuer:

Das Element Feuer

Holz verwandelt sich in Feuer, das wir in diesem Zusammenhang analog zur Liebe setzen. Liebe kommt vom Herzen (in traditionellen chinesischen Lehren ist der Sitz des Geistes (Shen) im Herzen); mit einer vom Herzen mit den Händen nach vorne schiebenden Bewegung geben wir die Herzenergie (Liebe) ab. Wir geben sie ab an unsere Mitmenschen, unsere Umwelt. Wir achten darauf, daß die Bewegung aus dem Becken kommt, das Becken schiebt, der Oberkörper folgt dieser Bewegung und bleibt aufgerichtet, die Schultern sind entspannt. Das Gewicht ist jetzt hauptsächlich auf dem linken Bein, das Knie soll nicht über die Fußspitze hinausragen.

Kurz vor Ende dieser Yang-Phase drehen die Hände und aus der gebenden Haltung wird eine nehmende (Yin-Phase). Die Arme sind rund, die Fingerspitzen zeigen zueinander, wir können in die Handflächen schauen.

Becken und Oberkörper drehen sich zurück zur Mitte, dabei wird die linke Fußspitze wieder angehoben und mit der Ferse gedreht, und die Füße werden wieder parallel gestellt, wie in der Ausgangsposition.

Wir erleben in dieser Haltung ein Gefühl des Bewahrens von Wärme und Liebe, von der wir aber bei der Drehung nach rechts (rechte Fußspitze anheben, auf der Ferse drehen, Becken schieben) wieder abgeben, indem sich die Hände von der Brust aus nach außen wenden und Energie spendend nach vorne schieben. Das Gewicht ruht zum größten Teil auf dem rechten Bein (linkes Bein bleibt fest am Boden verwurzelt).

Feuer verwandelt sich in Asche und wird zur Erde.

Das Element Erde

Unsere Bewegung kehrt wieder zur Mitte (Erde) zurück. Das Gewicht ist jetzt gleichmäßig auf beide Füße verteilt. Die Arme treiben während dieser Drehung nach vorne, etwas auseinander und wandern im Bogen nach unten, entspannen sich und machen vor dem Unterbauch durch Überkreuzung der Unterarme eine aufnehmende, einsammelnde Bewegung, die hinauf bis zur Magen-Brusthöhe führt.

Mit dieser Yin-Bewegung stellen wir uns das Einsammeln der Erdenfrüchte vor, die Erntezeit. Das Abgeben, das Verteilen der Früchte an die

Welt erfolgt durch das Wenden der Hände nach unten und Auseinandertreiben der Arme zur Seite, bis die Handflächen seitlich zu den Oberschenkeln zeigen (Platz lassen unter den Achseln, der Körper sinkt einheitlich).

Am Ende dieser Yang-Bewegung spüren wir ein Kribbeln oder Pulsieren in den Händen und können uns im übertragenen Sinne vorstellen, mit dieser Energie etwas zu schaffen, etwas hervorzuholen.

Denn aus der Erde wird das Gold, das Erz geborgen und wir Menschen verwandeln es zu Metall:

Das Element Metall

Mit der Drehung des Beckens auf etwa 45 Grad nach links lassen wir die Arme parallel zueinander nach oben treiben und beginnen damit die Yang-Phase. Mit zunehmender Höhe gewinnen die Hände an Spannung. Während der Streckung des Körpers heben wir die rechte Ferse, am Ende dieser Phase ist mit Druck auf den rechten Zeh der ganze Körper emporgestreckt.

Wir achten darauf, daß wir nicht in eine Überstreckung kommen, sondern uns vorher zur Mitte wenden und in die Yin-Phase der Metallbewegung übergehen. Dazu lassen wir die Arme langsam entspannen, die Handflächen zeigen zueinander und gleiten vor dem Kopf und Oberkörper herunter. In unserer Vorstellung spüren wir das kühle Metall (vielleicht ein Pfeiler), an dem unsere Hände entlang streichen.

Unten mit den Händen angekommen, spüren wir nach. Wir drehen uns dann wieder nach rechts und wiederholen die Metallbewegung noch einmal.

Nach Vollendung dieser Bewegung beginnen wir die gesamte Bewegungsfolge von Neuem.

Es ist ratsam, diese Bewegungsfolge mindestens viermal zu wiederholen. Der Abschluß sollte die *Erdbewegung* sein, die die zur *Mitte* führende bzw. zur Zentrierung kommende Energie darstellt. Einige Zeit in dieser Haltung verweilend und nachspürend kommt noch einmal die *Sinn*lichkeit in den Vordergrund.

Zur Atmung läßt sich allgemein bei dieser Übung sagen, daß bei den Aufwärtsbewegungen bzw. bei dem Element Feuer die Bewegung zum Körper hin ein Einatmen erfolgt. Ausatmen erfolgt bei den entspannenden Abwärtsbewegungen bzw. (Element Feuer) bei der Körper-weg-Bewegung.

Die Erfahrung zeigt, daß es gut ist, den Atem frei zu gestalten, weil sich oft ein verkrampftes Verhalten zeigt, wenn es mit dem Atem „richtig" gemacht werden soll. Für Anfänger, und das sind die meisten Patienten, ist es häufig sehr viel, worauf geachtet werden soll, und es kommt hier beim Atmen darauf an, loszulassen und frei zu atmen, damit auch dieses natürlich geschehen kann.

Grundsätzlich findet am Ende der Übungen ein Abstreifen mit den Händen am ganzen Körper statt, was u.a. die Körpergrenzen wieder in die Wahrnehmung ruft.

Danach stehen wir noch einmal in der sog. „Adlerstellung", beide Füße zusammen, schließen die Augen und nehmen das Körpergefühl sinnlich wahr und bewahren es.

Die Teerunde.

Die Übungsstunde – sie dauert insgesamt etwa anderthalb Stunden – wird mit einer Teerunde beendet:

> Wir trinken die Schale Tee schweigend, um auch diesen ganzheitlich mit allen Sinnen zu genießen: wir *fühlen* die Wärme der Teeschale, *schmecken* und *riechen* den Tee, *hören* und *sehen,* wie die anderen genießen. Danach tauschen wir uns über die gemachten Erfahrungen aus.

Der Therapeut erhält so zusätzlich zu der bisherigen Wahrnehmung vom Patienten weitere therapierelevante Eindrücke. Die Patienten bekommen die Gelegenheit, Fragen zu stellen und über ihre Schwierigkeiten und Erfahrungen während der Stunde zu berichten. Sie erleben es oft als entlastend, wenn es ihrem Nachbarn bzw. Mitpatienten so ähnlich ergangen ist wie ihnen selbst; denn die Erfahrungen und Erlebnisse, die sie gemacht haben, gehen über das alltägliche Leben hinaus. Sie erleben oder erahnen, wie viele Möglichkeiten es gibt, sich wahrzunehmen, wie viele Möglichkeiten mehr, sich zu fühlen. Wieviel weniger es notwendig ist, mit angestrengten Augenmuskeln etwas „genau zu sehen", sondern im „Weitblick" mehr Übersicht zu bekommen; mehr Geschmack zu erleben, den Speichelfluß sinnlich wahrzunehmen und auch besonders das Hören. Sie erleben, wie im großen Zusammenhang (mit dem ganzen Körper hören) das Ohr, das Hören, aus der bei Tinnituserkrankungen speziellen Wahrnehmung, im gesamten Körper integriert werden kann, seinen Platz und seine Bedeutung in Entsprechung zu den anderen Sinnes- und Körperorganen bekommt und so harmonisiert werden kann.

Die Patienten können über ihre in dieser Stunde erlebten Gefühle sprechen und das ist für viele sehr wertvoll. Aber auch das Schweigen darüber kann sehr wertvoll sein, die Erfahrungen müssen nicht sofort ausgesprochen werden. Dies kann vielleicht zu einem späteren, passenderen Zeitpunkt geschehen, durchaus auch in anderen Zusammenhängen oder Gesprächen (z. B. mit Pflegetherapeuten, Arzt oder Psychologen). Hier kommt dann unsere therapeutische Teamarbeit (s. Kap. 12) wieder zum Tragen.

Im Laufe der Zeit gewinnen die Patienten immer mehr *Einsicht* ins Tai Chi/Qi Gong (sie haben 10-12 Übungseinheiten während des Klinikaufenthaltes). Sie erleben dabei die Prinzipien im täglichen (Klinik)-Leben:

☐ Bewegungen erfolgen aus der Mitte, d. h., bevor sie handeln, fragen sie: „Bin ich gesammelt, bin ich ganz in/bei mir?"

☐ In der Atmung stellt sich allmählich mehr Tiefe und Ruhe ein (Beruhigung des vegetativen Nervensystems).

☐ Sie schenken sich mehr Aufmerksamkeit, ein inneres Lächeln.

☐ Sie bekommen mehr Bewußtsein für sich und ihre Umwelt.

☐ Der Energiefluß wird angeregt und aktiviert.

☐ Im Zusammenhang mit der äußeren Aufrichtung erfolgt die innere Aufrichtung (steigendes Selbstwertgefühl, innere Klarheit).

☐ Sinken und Steigen, Öffnen und Schließen werden deutlicher wahrgenommen (eigene Grenzen zu spüren wird wieder möglich).

☐ Durch die Bewegungen werden die inneren Organe aktiviert.

☐ Die Sinnesorgane können den Anforderungen besser gerecht werden, andererseits auch besser zur Ruhe kommen.

Es wird aus dieser Aufzählung deutlich, wie Tai Chi/Qi Gong auf den verschiedenen Ebenen des Körper-Seele-Geist-Verhältnisses wirken kann. Die Patienten kommen zu einer aktiven und tieferen Auseinandersetzung und Gestaltung mit sich selbst und mit der eigenen Wahrnehmung ihrer Wirklichkeit (Vergangenheit). Darüber hinaus können sie durch die Aktivierung ihrer Geisteskraft (Zukunft) in den Bereich ihrer Vorstellungen, Wünsche und Sehnsüchte treten.

Wir alle wissen, wie ein Lächeln Verbindung schaffen kann; hier schafft das (innere) Lächeln eine Verbindung zwischen Körper, Seele und Geist, und ich möchte dazu ermuntern, es immer wieder zu erzeugen. Denn:

„Wo ein Lächeln ist, da ist das Herz auch weit".

(Literatur: Al Huang, 1994; Qing Bo, 1997; Moegling, 1997)

9.
Tai Chi/Qi Gong –
aus der Sicht der Psychosomatik und Sensomotorik

Manfred Nelting

„Das Praktizieren von Qi Gong gehört zu einer umfassenden Schulung von Wahrnehmungsfähigkeit und der Bewußtheit.

In unserer Gesellschaft wird der Körper oft instrumentalisiert und als Objekt betrachtet, das beliebig gemäß den gerade herrschenden Normvorstellungen manipuliert werden kann. Eine Identifizierung mit dem Körper als Teil und Ausdruck der eigenen Persönlichkeit tritt dabei in den Hintergrund. Das Üben von Qi Gong ist eine Möglichkeit der Wiederaneignung des eigenen Körpers.

Einzelne Aspekte der Leiblichkeit, die im Alltagsbewußtsein nur wenig oder gar nicht wahrgenommen werden, treten in das Bewußtsein. So werden intensive Wahrnehmungen von Körpergeräuschen und Körpergerüchen berichtet, alte vergessene Verletzungen werden wieder bewußt. Der Körper wird nicht isoliert in allen Einzelteilen wahrgenommen, sondern als zusammengehörendes Ganzes.

Die Erfahrung von Ganzheitlichkeit beschränkt sich nicht auf die Körpererfahrung. Jemals getrennte und abgegrenzte Erlebnisbereiche werden zusammengeführt und integriert.

Die Körperwahrnehmung erhält eine neue Qualität, die auch die feinstoffliche Ebene mit einbezieht.

Die Reduzierung von Abwehrverhalten und Widerständen läßt verdrängte Gefühle an die Oberfläche kommen. Mit der Arbeit an eingefahrenen Haltungs- und Bewegungsmustern wird auch die tägliche Lebensgestaltung reflektiert.

Die Teilnehmenden berichten von einer Reihe psychischer Veränderungen, die mit ihrer übenden Praxis einhergehen. Die Wahrnehmung und Bedeutung von Zeit verändert sich. Geistige Fähigkeiten werden verbessert.

Die Wahrnehmung von Stimmungen und Gefühlen wird geschärft, und der Umgang mit belastenden Emotionen im Sinne einer psychophysischen Selbstregulation gefördert. Die emotionale Befindlichkeit wird positiv beeinflußt, die Selbstakzeptanz erhöht und ein Gefühl des Verbundenseins mit der Existenz stellt sich ein. Die Wirkungen der Qi Gong-Praxis sind nicht auf die Zeit während oder unmittelbar nach dem Üben beschränkt, sondern reichen in die Gestaltung des Alltags hinein. Die Veränderungen wirken sich auch auf die Gestaltung zwischenmenschlicher Beziehungen aus.

Gesundheit wird nicht länger nur als Abwesenheit von Krankheit gesehen, sondern als ein positiver Zustand von Wohlbefinden". (zit. in Bölts, 1994).

Soweit Dieter Halm, wissenschaftlicher Mitarbeiter im Fachbereich Psychologie an der Carl-von-Ossietzky-Universität Oldenburg in einer Zusammenfassung von Zwischenergebnissen zur Evaluierung berufsbegleitender Weiterbildung im Qi Gong.

Ganzheitliche Bildersprache

Tai Chi/Qi Gong-Übungen können als in Bewegung umgesetzte Bildersprache verstanden werden. So wie wir Bilder mit der rechten Gehirnhälfte erfassen und darauf reagieren, so wirkt auch Tai Chi/Qi Gong bildgleich aus der *Ganzheit der Bewegung und Wahrnehmung* heraus. Es unterscheidet sich damit deutlich von vielen sportphysiologischen Übungen aus unserem Kulturkreis der Gegenwart, die *Teil*leistungen körperlich und mental fördern und optimieren wollen.

Ein Beispiel für das letztere, und in extremen Gegensatz zum Tai Chi stehen, ist z.B. das Bodybuilding, in dem jede Muskelpartie *isoliert* trainiert wird, der Körper sozusagen Muskel für Muskel durchgebaut wird. Der Unterschied zwischen der Summe isolierter Trainingselemente beim Bodybuilder gegenüber der integrierten Übungsarbeit des ganzen Menschen beim Tai Chi-Praktizierenden wird dabei in den unterschiedlichen Körperbildern sehr deutlich.

In diesem Kapitel sollen Wirkungen des Tai Chi/Qi Gong in die Sprache der Psychosomatik und Sensomotorik übersetzt werden, um die wertvollen therapeutischen psychophysischen Auswirkungen bei Patienten, die unter Tinnitus, Hyperakusis, Schwindelbeschwerden und sensorischen Wahrnehmungsstörungen leiden, auch für westliche Logik faßbarer zu machen.

Gleichzeitig soll betont werden, daß diese Form der Körperarbeit universell genutzt werden kann, für Gesunde zur Steigerung der Lebensqualität bis hin zur spezifizierten Anwendung als wirksames nonverbales Körperverfahren im psychotherapeutischen Geschehen, wie es auch in unserer Klinik geschieht.

Psychosomatische und sensomotorische Grundlagen

In Kap. 1 wurde beschrieben, wie sich aus sensomotorischen Erfahrungen ein „Körper-Selbst", ein „Ich", als psychische Instanz, und ein Umweltausschnitt in subjektiver Wahrnehmung herausbilden.

Dabei ist das Ohr neben seiner Funktion als Aufnahmeorgan begrifflich inhaltlicher Informationen (wie Zahlen und Worte) auch der Vermittler von Stimmungen, Atmosphären, von „Tönungen", zu denen das Auge Bilder – von Gesichtern (Mimik), Haltung (Einstellung), Bewegung (Gebärden) und Umgebung (Farben) – beisteuert. Diese „Tönungen" erreichen über das Ohr die inneren eigenen „Stimmungen". In diesem seelischen Empfindungsbereich erfolgen dann die „Abstimmungen" zwischen „Ich" und Umwelt.

Die Entwicklung des Hörens liegt zeitlich vor dem Erwerb der Sprache, vor dem sachlich faßbaren Informationsgehalt der Worte, die später als Schrift in die führende Zuständigkeit des Sehsinns übernommen werden.

Die Überformung des Hörsinns durch den Sehsinn spaltet häufig die akustische Wahrnehmung: Sprache als Fakteninformation wird bewußt wahrgenommen, Stimmung (Tonfall usw:) als Beziehungsinformation verliert im bewußten Denken zunehmend an Bedeutung. Die Stimmung wirkt aber als emotionale Erfahrung über den Umweg des Unterbewußten weiter auf das Denken ein. Hinzu kommt, daß in unserer heutigen Leistungsgesellschaft Stimmungen als „Gefühlsduselei", als störender Ballast abqualifiziert werden.

So der Aufmerksamkeit und Wahrnehmung meist entzogen, wirkt die „Stimmung" nun unbemerkt weiter. Auf einen drohenden Unterton, eine verführerische Samtheit der Stimme, eine abwertende, aber sachlich stimmige Bemerkung, eine freudige Erregung im Stimmklang reagieren wir gefühlsmäßig, d. h., unser Körper stellt sich reaktionsmäßig darauf ein. Einander ähnliche Situationen werden im Gedächtnis verglichen, die gespeicherte Erfahrung hieraus fließt in die Körperreaktion mit ein; dies geschieht unterbewußt, wir bemerken meist allenfalls etwas in Richtung Wohlfühlen („bin gut drauf") oder Unwohlfühlen, ohne daß wir wissen, warum dies so ist oder daß wir es beeinflussen und gestalten könnten. Manchmal übergehen wir sogar diese unspezifischen Wahrnehmungen, wenn die Gefühle und Stimmungen nicht zu unseren „inneren Sätzen" passen („Deswegen läßt man sich doch nicht aus dem Konzept bringen", „nur der Erste kommt durch", „ohne Leistung ist man nichts wert", u.a.m.) weshalb wir dann einmal mehr versuchen, noch mehr Störendes auszublenden.

Die eigenen Empfindungen, Regungen, Impulse und Reaktionen auf Stimmungen bleiben so „un-erhört" und werden gemäß der übertragenen Bedeutung dieses Wortes manchmal sogar bis zur Unhörbarkeit, also Nichtwahrnehmung, bekämpft und in die Empfindungslosigkeit zurückgedrängt.

Die Einschränkungen der Empfindung betreffen dabei den gesamten sensomotorischen Bereich, also Sinneswahrnehmung, Bewegung, Gefühle, Körperausdruck usw. Gerade die *Körperwahrnehmung* ist bei der Mehrzahl der Tinnitus-, Hyperakusis- und Menièrepatienten auffällig eingeschränkt. Veränderungen der Wahrnehmung und eine Verbesserung in Richtung auf mehr Wohlfühlen sind anfangs schwer möglich, weil dies aus dem sachlichen Denken heraus nicht gelingen kann.

Therapeutische Arbeit mit der Körperwahrnehmung bedeutet dabei, nicht nur einen Zugang zu diesen versteckten inneren Anteilen zu finden, sondern auch Ordnung in verwickelte krankheitsfördernde Zusammenhänge zu bringen.

Dabei müssen auch die *getrennten* Hörbereiche der Stimmungen und der Fakteninformationen in der Wahrnehmung wieder *zusammengeführt* werden, was unseren Erfahrungen nach gerade im Tai Chi/Qi Gong besonders gut gelingt.

Wenn die „Stimmung" im Hören wieder wahrgenommen werden kann, erhält der Hörsinn wieder seine Beziehungsbedeutung, erhält wieder Leben und verliert das Unfaßbare der „akustischen Bedrohung" (s. Kap. 3).

Stimmungen und akustische Kommunikation gelangen wieder bewußt in den akustischen Vordergrund; Störgeräusche wie auch Tinnitus verlieren so ihre beherrschende Stellung, weil die unbewußten Koppelungen an Emotionen lebendig verdrängt in den akustischen Hintergrund gestellt werden.

Dies alles gelingt, wenn an die einheitliche Erlebnis- und Empfindungsweise unseres Körpers selbst angeknüpft werden kann. Die Selbstwahrnehmung, das Spüren und Fühlen, das Zulassen von Gefühlen – etwas, das bei der großen Mehrzahl der Tinnituspatienten (und vielen anderen Menschen auf der Welt), zugedeckt, also nicht zugänglich, ist –, kann durch die Tai Chi/Qi-Gong-Bewegungs- und Körperarbeit hervorragend wieder bewußtgemacht werden.

Erfahrungen mit dem Körper-Selbst können auch mit Feldenkrais-Übungen, konzentrativer Bewegungstherapie, funktioneller Entspannung und integrativer Leib- und Bewegungstherapie gemacht werden, oder in Tanztherapie, Musiktherapie oder anderen Kreativtherapien.

Wie und warum Tai Chi im besonderen Maße zur Behandlung von sensorischen Störungen, wie Tinnitus, Hyperakusis und Morbus Menière geeignet ist, soll im Folgenden an vier Punkten dargestellt werden:

☐ Langsamkeit der Bewegung,

☐ natürliche Grundhaltung,

☐ Bewegung aus der Mitte,

☐ Einflüsse von Bewegungsbildern auf die Denktätigkeit.

1. Die Langsamkeit der Bewegung

Das Zeitlupentempo im Tai Chi ist für den leistungs- und ergebnisorientierten Menschen von heute paradox: Wie soll er so zum erhofften schnellen Gesundheitserfolg kommen? – Das Denken bringt den Patienten nicht weiter, statt dessen erlebt er Patient beim Mitmachen der Übungen (sofern er sich darauf einläßt) daß er sich schon recht bald unerwarteterweise wohl fühlt. Trotz der Langsamkeit der Bewegungen (– tatsächlich sogar *durch* die Langsamkeit –) ergibt sich also ein „Fortschritt", allerdings nicht gleich der gewünschte Symptomrückgang, sondern „nur" ein durchaus angenehmes Körpergefühl.

Welche Bedeutung diese Langsamkeit für die Zielerreichung hat., wird den Patienten, Mitgliedern einer „gehetzten" Gesellschaft, die nur „schneller, schneller" denken können, erst später klar. Dabei hat Michael Ende im seinem Kinderbuch „Momo" doch schon alles zu diesem Thema gesagt: Hier tritt die Schildkröte „Kassiopaia" auf; sie erreicht – langsam, aber stetig vorwärts gehend, auch innehaltend (gewahr werdend) und in besonderen Fällen sogar rückwärts gehend (nachgebend) – immer rechtzeitig und immer vor den anderen das Ziel, daß die Vorwärtsstürmenden häufig gar nicht erreichen.

Neurophysiologisch ist der sensomotorische Zusammenhang wichtig, daß wir in der sehr langsamen Bewegung unseren Körper zur gleichen Zeit wahrnehmen, fühlen und sinnlich erfassen können. Die „Ziel- und Absichtslosigkeit" des Zeitlupentempos verhindert so nach etwas Übung, daß wir uns wie sonst anspannen, um das Ziel zu erreichen, um die Leistung zu erbringen, um es „richtig zu machen".

Das Wahrnehmen, das Körpergefühl, wird gestärkt und verbessert; es kommt nicht zu einer erneuten Spannungszunahme in den Muskeln, stattdessen wird ein meist als angenehm empfundener *mittlerer Spannungszustand* erreicht.

2. Die natürliche Grundhaltung

Die Verknüpfungen in den motorischen Mustern beim Tai Chi werden zunehmend auf die Beckenstellung, die sich aus der natürlichen Grundhaltung ergibt, eingestellt (eine Art Nullstellung). In dieser Stellung scheint sich ergonomisch die größte Effektivität von Sichaufrichten, Aufrechterhalten und Bewegen bei geringstem Kraftaufwand zu ergeben. Diese Grundhaltung knüpft an den Erlebnissen der vosprachlichen Phase des Babys, also der gelungenen Aufrichtung auf, und fördert so die Standsicherheit. Erst wenn ein solcher Nullbezug der Wirbelsäule aufs Becken besteht, sind Kiefer und Zunge in der Lage, an der Feineinstellung der Wirbelsäulenhaltung teilzunehmen, ohne pathologische Muskelspannung mit aufzubauen – ein wenig bekannter Zusammenhang.

Über die beschriebene Zungenposition läßt sich aktiv diese Feineinstellung fördern, die Belastungen im Hals-Kopf-Kiefer-System (med.: cerviko-cranio-mandibuläres System) werden so verringert. Die Körperwahrnehmung in einer Nullposition des Beckens scheint angenehm zu sein. Möglicherweise braucht es Vorübungen, um das Becken in diese Position zu bringen; möglicherweise ist diese Position auch nur annähernd erreichbar, z.B. im Falle einer mechanisch-apparativen kieferorthopädischen Behandlung im Jugendalter, die manchmal extreme Muskelverkürzungen im Bereich der Lendenwirbelsäule und des Beckens bewirken kann.

Das Ich-Erlebnis in dieser Position scheint mit Phänomenen wie Sicherheit, Bewegungsfreiheit, hohem Selbstwert, Stolz, Durchatmen-Können, Lebensfreude usw. gekoppelt zu sein. Anders formuliert, das Erlebnis der körperlichen Aufrichtung bewirkt somit offensichtlich auch eine innere Aufrichtung, eine *Aufrichtung der Seele*.

Erst das bewußt sensorische Erleben des Körper-Selbst läßt die unmittelbar spürbare Umwelt als einem zugehörig erfahrbar machen. Das Empfinden einer „Verwurzelung" fördert die Zuversicht, „auf eigenen Füßen stehen" zu können, und führt zu „Selbständigkeit". Mit zunehmendem Bodengefühl, mit Erdung und Standsicherheit kann Verborgenes angemessen im Bewußtsein, in der Wahrnehmung erscheinen, läßt sich häufig im Bewußtsein halten und kann zum Teil auch ohne sprachliche Deutung verarbeitet und integriert werden (z. B. verdrängte Schmerzen, Ängste usw.).

Ohne Selbsterlebnisse sind diese Empfindungen nicht ohne weiteres nachvollziehbar. Aber sogar so abstrakte Prinzipien wie Yin und Yang sind gerade beim Üben der natürlichen Grundhaltung leicht zu verstehen und den Übenden einleuchtend, weil sie so klare Erlebnisse vermitteln. Sie werden nicht mehr wegen ihrer Herkunft aus der chinesischen Kultur als fremdartig aufgefaßt, sondern als etwas ganz Natürliches und Universelles.

3. Die Bewegung aus der Mitte

Das Verlagern der Aufmerksamkeit vom Denken in den „Dantien" (s.o.) wird im sog. „Körperschema" mit vollzogen. Das Körperschema ist wie eine innere Zeichnung, die wir im sensomotorischen System in uns tragen. Häufig ist es in der Wahrnehmung nur unvollständig vorhanden. Dies wird übrigens beim therapeutischen Malen oder bei der Arbeit mit Ton deutlich (typischerweise können dann einzelne Körperteile dort fehlen oder sind unproportional groß).

Die regelmäßige Sammlung der Aufmerksamkeit im „Dantien" führt im Körperschema tatsächlich zu einer Schwerpunktverlagerung vom Kopf in den Bauch. Ist der Schwerpunkt im Körperschema beim Kopf gespeichert, wird meist automatisch „auf Stelzen balanciert", d. h. die Knie werden durchgedrückt; die Schwerpunktverlagerung nach unten ist von der vorhergehend beschriebenen leichten Beugung in den Knien begleitet, im Körperschema wie in der realen Haltung.

Eine wiederholt durchgeführte, im Erleben aktiv wahrgenommene Haltung wie die „Bärenstellung" (s. Kap. 8) verändert nachweislich das gespeicherte Körperschema mit Bereitstellung neuer (oder wieder aktivierter) sensomotorischer Muster, die sich durch Vollständigkeit und natürliche Zuordnung der Teile auszeichnen.

Später kommt in den Bewegungen die vom Beobachter als *anmutig* erlebte Funktionalität der Bewegung hinzu. Dabei werden automatisch den Gelenkflächen angepaßte (nämlich leichte schrauben- oder spiralförmige) Bewegungen entlang den natürlichen Muskelfunktionsketten etabliert, die sich auffällig von den maschinenhaften, mechanisch erzwungenen Bewegungen, die etwa an Geräten im Fitness-Studio zustandekommen und die ja auch mit einer ganz anderen Zielsetzung geübt werden, unterscheiden.

Die Bewegung „aus der Mitte" (tiefer Schwerpunkt, leichte Beugung in den Knien, stabiles Gleichgewicht) ist physiologisch also eine ganz andere als die „aus dem Kopf" (hoher Schwerpunkt, durchgedrückte Knie, labiles Gleichgewicht).

Im „Rauschen" der anderen Sinne verliert der Hörsinn seine Überwertigkeit, die er im Tinnitusleiden erlangt hat. Gleichzeitig verringert sich durch die gesteigerte Repräsentanz, also Abbildung der Raum- und Bewegungssinne, in der Großhirnrinde im Bewußtsein der Platz für die gleichzeitige Bewußtseinsgröße des akustischen Sinns.

4. Einflüsse von Bewegungsbildern auf die Denktätigkeit

Das begriffliche Denken gründet sich auf abstrahierte sensomotorische Muster im Sinne des Probehandelns (s. o.). Der Körper reagiert über minimalisierte motorische Impulsansätze. Das Denken ist somit an der Ausbildung motorischer Bahnung bzw. Hemmung beteiligt.

Wir stellen manchmal das Denken sogar in Bewegungsgedanken dar: „Die Gedanken kreisen unaufhörlich", „an der Stelle komme ich gedanklich nicht weiter", „ich brauche eine zündende Idee" oder „so kommen wir nicht voran". Folgerichtig läßt sich das mit dem Tinnitus einhergehende Grübeln u.a. auch durch Änderung der gewohnten, mit dem Grübeln übereinstimmenden sensomotorischen Muster entlasten oder beenden, z. B., indem man mit links Zähne putzt (als Rechtshänder), mit Bällen jongliert, Qi Gong-Kugeln in den Handflächen kreisen läßt oder eben im Tai Chi/Qi Gong etwa das Aufrichten des Kopfes übt.

In diesem Umkehrsinn kann das erlebte motorische Muster als Bewegungsbild in der Vorstellung z. B. dazu beitragen, daß jemand einen „Standpunkt" entwickelt, findet, oder auch wechselt, um von einem anderen „Standpunkt" aus eine neue „Sicht" zu entwickeln; das Denken kann sich also entsprechend dem Erleben gemäß der angebotenen sensomotorischen Muster formieren, organisieren bzw. aus dem Gewohnten heraus bewegen und erhält somit auch durch Bewegung Freiheit zurück. Auch typische innere Sätze, wie „ich habe keine Aussicht mehr", lassen sich so durch das Erlebnis der „Standpunktänderung" in ihrer Bedeutung umändern.

Diese Zusammenhänge begründen, weshalb Tai Chi auch beim Üben in der Vorstellung Wirkung zeigt. Diese Veränderungen sind zum Teil schon in den einzelnen Übungen erlebbar. Um die Gedanken anhaltend zu entlasten, auch außerhalb der Übungszeit, ist natürlich kontinuierliches Üben über einen langen Zeitraum (ein halbes bis ein Jahr) nötig.

Sensomotorische Muster im Tai Chi fördern auch das Verweilen im Empfinden von Bild- und Tonatmosphären usw., verhindern aber das Verharren im analytischen Denken. Man erhält also eine Alternative im Denken bzw. eine Harmonisierung von Ganzheit und Teil, Vorstellung und Bewegung. Nach längerem Üben läßt sich dies übrigens auch in EEG-Kurvenverläufen nachweisen.

Zum Schluß dieser Betrachtung soll kurz auf die Frage eingegangen werden: Wozu Prinzipien aus fernöstlichen Philosophien in unserem klinischen Alltag?

In der Praxis werden die Originalbilder aus der chinesischen Sprache gerne benutzt, da sie sich durch ihre Einfachheit und Anschaulichkeit als Matrize für sensomotorische Abläufe im Nachahmen und zum Wiedererinnern sehr gut eignen.

Die dahinter stehenden quasi universellen Prinzipien finden wir natürlich nicht nur im chinesischen, sondern auch in unserem europäischen Kulturkreis wieder – abstrakt von unseren Philosophen formuliert, aber seit langem im Alltag unserer heutigen Leistungsgesellschaft von starren Prinzipien verdrängt, die Effizienz, Optimierung und Maximierung auch unter Opfern fordern.

Die Resonanz, die Tai Chi/Qi Gong im Westen hat, gründet sich sicher auch darauf, daß diese Prinzipien eben auch unseren Wurzeln entspringen, mittlerweile von der polaren Leistungsgesellschaft nicht mehr unterdrückbar sind, sondern vorerst als Gegenpol sichtbar auftreten und als Eigenes wiederentdeckt werden. Sie fordern dabei die Integration unter Entfaltung beider Pole an. Tai Chi/Qi Gong ist aus meiner Sicht hervorragend dazu geeignet, eine solche Resonanz hervorzubringen und auch Prinzipien zur Integration der Pole anzubieten, was sich besonders in der psychotherapeutischen Behandlung bewährt hat.

Langfristig wird die Freilegung der eigenen Kulturwurzeln diese Übungen mit westlichen Übungselementen vermutlich verschmelzen lassen und sich hier wieder europäisches Kulturgut formen.

(Literatur: Bölts, 1994; Schöttl, 1991; Uexküll, 1997; Ende, 1973; Nelting, 1996; Nelting, 1997)

10.
Körperorientierte Psychotherapie

Manfred Nelting
unter Mitarbeit von Werner Eschler

Grundsätzliches

In unserem Buch „Tinnitus: Leiden und Chance" (im Abschnitt „Signale der Seele") haben wir Grundzüge der Psychotherapie dargestellt, insbesondere solche der tiefenpsychologisch fundierten Psychotherapie. Auch andere psychotherapeutische Verfahren sind geeignet für die psychotherapeutische Begleitung und Behandlung von Tinnituspatienten, sofern zwischen Patient und Therapeut eine vertrauensvolle Beziehung aufgebaut werden kann. An unserer Klinik kommen allein sieben verschiedene psychotherapeutische Verfahren zur Anwendung. Was bedeutet aber nun „Körperorientierung" und warum und wann können körperorientierte Verfahren bei Tinnitus eingesetzt werden? Dazu einige allgemeine Bemerkungen:

Bei der Mehrzahl der Menschen, die Tinnitus erleben, findet eine *Gewöhnung* (med. Habituation) an das Ohrgeräusch derart statt, daß die Aufmerksamkeit nicht mehr anhaltend bei dem Ohrgeräusch verbleibt und das Ohrgeräusch aus dem Wahrnehmungshintergrund keine belastenden Reaktionen mehr hervorruft.

Bei Menschen, die unter *chronisch* komplexem Tinnitus leiden, ist diese Gewöhnung *nicht* eingetreten, die Aufmerksamkeit verbleibt bei dem Ohrgeräusch und es treten Reaktionen auf, die das Ohrgeräusch in seiner inneren Bedeutung steigern. Damit steigt wiederum die Aufmerksamkeit auf das Ohrgeräusch, so daß es dauernd in der bewußten Wahrnehmung festgehalten bleibt.

Die Gründe, die diese Gewöhnung verhindern, sind meist sehr individuell und hängen von der aktuellen Lebenswirklichkeit und der Lebensgeschichte jedes Einzelnen ab.

Zur aktuellen Lebenswirklichkeit gehören die bisherige Lebenserfahrung, die erworbenen Fähigkeiten, das, was jemand vermeidet, das, wovon er Spaß, Freude und Befriedigung bekommt, welche Ängste und Befürchtungen er hat, sein Lebensgefühl und sein Selbstbild mit den für ihn wichtigen inneren „Kernsätzen" („mich wirft nichts um", „ich werde es schon schaffen", „das Leben erspart mir auch nichts"), sein körperlicher Zustand, durchlebte Krankheiten, die Beziehung zu Ärzten, seine sozialen Beziehungen und deren Qualität (insbesondere Partner-Kinder-Elternbeziehung), Arbeit/Beruf und ihre Bezahlung, Umgang mit Unerwartetem, Krankheiten, Niederlagen, aber auch erarbeiteter oder zugefallener Gewinn, Glück usw., sozusagen alle Beurteilungen und Einstellungen, das Weltbild, das Lebensgefühl.

Zu diesen je individuellen Einflüsse, deren Klärung Aufgabe der Psychosomatik ist, mit der wir uns in diesem Buch auseinandersetzen, treten aber auch allgemeinen *gesellschaftliche* Einflüsse, die die Habituation an Ohrgeräusche erschweren:

☐ Ein medizinisch-technisches Versorgungssystem, das sich als omnipotent* darstellt, weil es vorgibt, alles im Griff zu haben, hinterläßt Hilflosigkeit und Angst auf beiden Seiten (Arzt und Patient), wenn die medizinische „Reparatur" doch nicht möglich ist.

☐ Eine Krankheitstheorie, die den Tinnitus als Folge einer angeblich anhaltenden Durchblutungsstörung beschreibt, ist oft falsch, führt zu nicht passendem medizinischen Vorgehen, verfehlt somit das Therapieziel.

☐ Ärzte, die mit der Annahme arbeiten, daß Tinnitus eine Folge einer anhaltenden Durchblutungsstörung sei, vermehren oft noch die Angst beim Patienten, da dieser mit gestörter Durchblutung rasch andere Krankheiten wie Schlaganfall und Herzinfarkt assoziiert – was auch damit zusammenhängen maß, daß solche Aussagen häufig in der Presse zu finden sind. Möglicherweise wird ein solcher angeblicher Zusammenhang sogar vom Arzt angesprochen. An dieser Stelle sei aber deutlich gesagt, daß Zusammenhänge dieser Art beim chronisch komplexen Tinnitus medizinischer Unsinn sind.

☐ Die Mehrzahl der Ärzte hierzulande ist weder in Gesprächsführung noch psychosomatischer Grundversorgung bzw. Selbsterfahrung ausgebildet, so daß das Arzt-Patient-Gespräch bei Tinnitus – auch aufgrund der Hilflosigkeit des Arztes, *allein mit medizinischen* Mitteln eine Besserung zu erreichen – leider oftmals nachteilige Folgen hat (dies wird weiter unten noch ausgeüfhrt). Es entsteht leicht eine Situation, in der der Patient das Gefühl bekommt, an seiner Symptomatik oder an den geringen medizinischen Behandlungsmöglichkeiten *selbst Schuld* zu sein. Auch Entwertungen und Kränkungen können stattfinden, die die Habituation sicher erschweren. Umgekehrt lasten unberechtigter Weise manchmal Patienten ihren Ärzten an, daß sie Tinnitus nicht heilen können. Diese extreme Erwartung an die Allmacht von Ärzten muß der jeweils behandelnde Arzt dem Patienten gegenüber gar nicht gefördert haben. Grundsätzlich sollte jeder Arzt dann aber die Enttäuschung über die ausbleibende Heilung in das Therapiegeschehen mit einbeziehen.

☐ Nicht betroffene Menschen können sich in Tinnituspatienten und ihre Empfindungen, akustische Bedürfnisse und Bitten schwer einfühlen. Tinnituspatienten werden somit häufig in ihrem Leiden nicht ernst genommen, lächerlich gemacht und ihre Bitten manchmal sehr hart ignoriert. Das Tinnitusleiden ist also immer noch eine Krankheit, die gesellschaftlich wenig akzeptiert ist, den Tinnituspatienten wird insgesamt zu wenig Wohlwollen und Achtung entgegengebracht.

Alle diese Gründe erschweren es vielen Tinnituspatienten tatsächlich, mit ihren Ohrgeräuschen so umzugehen, daß sich eine Habituation einstellen kann.

Individuelle Faktoren, die die Gewöhnung an Tinnitus verhindern

Wir wollen uns jetzt einigen allgemeinen Themen zuwenden, die individuell wirksam zu einer inneren Bedeutungserhöhung des Tinnitus führen und so die Habituation erschweren oder verhindern.

☐ *Allgemeines Lebensgefühl*

Auf einer Skala von 0 bis 100, auf der bei Null steht: „Ich bin ein Opfer des Schicksals" und bei hundert: „Ich habe immer alles im Griff", würden sich die meisten Menschen wohl in der Mitte zwischen 50 und 70 eintragen. Tinnituspatienten tragem sich häufig in der Nähe von Null ein, weil sie glauben daß sie aus den Ohrgeräuschen nicht mehr herauskommen können. Der Tinnitus erhält hier also die Bedeutung einer Katastrophe, was lebensgeschichtlich nachvollziehbar sein kann. Aber auch die Patienten, die sich in der Nähe von Hundert eintragen, können erstaunlicherweise nur selten eine schnelle Gewöhnung erzielen, wenn sie einen Tinnitus bekommen und leiden oft schwer darunter. Wie kommt das?

Jemand, der noch nie „richtig" krank war, dem bisher alles gelang, ist gewöhnt, Hindernisse und Herausforderungen mit Geschick oder vermehrtem Aufwand („Ärmel hochkrempeln") zu überwinden. Diese üblichen (Kampf)Strategien nützen bei Tinnitus im allgemeinen nichts. Wird der Tinnitus zum Gegner erklärt, den es zu besiegen gilt, erhöht sich nur die Aufmerksamkeit für ihn und die Wahrnehmung auf die Ohrgeräusche hin wird permanent und ständig verstärkt. Menschen, die so agieren, wollen nicht wahrhaben, daß ihre bewährten Strategien nicht greifen, weshalb sie immer mehr dagegen kämpfen. Sie ändern dadurch nichts, sondern erschöpfen sich nur um so mehr. Sie haben die Situation nicht im Griff, können dies aber nicht akzeptieren, weil sie es bisher noch nie erlebt haben. Sie sind gezwungen, neue Bewältigungsstrategien erst im Tinnitusleiden zu erlernen, wofür sie meist professionelle Hilfe brauchen. – Menschen dagegen, die schon einmal Hilflosigkeit erlebt haben und es geschafft haben, aus dieser Situation herauszukommen, haben damit eine wichtige Vorerfahrung, auf die sie im Falle eines Tinnitus vielleicht zurückgreifen können.

☐ *Sicherheit des Arbeitsplatzes*

Wenn jemand Tinnitus bekommt und weiß, daß sein Arbeitgeber große Stücke auf ihn hält, ihm in einer belastenden Situation helfen und ihn nicht fallen lassen wird, hat er ein gewisses Maß an Ruhe für die Behandlung. Diese Ruhe kann die gespannte Aufmerksamkeit auf die Tinnituswahrnehmung verringern und so die Habituation ermöglichen.

Wenn aber jemand einen gefährdeten Arbeitsplatz hat und befürchten muß, daß längeres Fehlen bei der Arbeit Konsequenzen, womöglich sogar die Entlassung zur Folge hat, dann fehlt die für die Behandlung nötige Ruhe. Der Betreffende wird auf schnellen therapeutischen Erfolg dringen und dauernd kontrollieren, ob das Geräusch noch da ist, weil das unveränderte Weiterbestehen des quälenden Geräusches ja seinen Arbeitsplatzverlust bedeuten könnte. Unglücklicherweise wird dadurch die Aufmerksamkeit auf das Geräusch verstärkt und Habituation erschwert. Über die Relevanz der Problematik sind sich alle Tinnitustherapeuten im Klaren; sie können allerdings aus der Art der Behandlung heraus nicht etwa „schneller" arbeiten, sondern müssen die Risiken der möglichen Konsequenzen im Arbeitsbereich zusammen mit dem Patienten realistisch einschätzen und besprechen. Eventuell muß der Patient in einer tatsächlich gefährdeten Arbeitssituation den Zeitpunkt einer Weiterbehandlung in einen für die Firma günstigen Zeitraum legen oder sogar seinen Urlaub für die medizinische Behandlung nutzen.

☐ *Gute Partnerschaft – echte Freunde*

Wer seine Partnerschaft als haltbar erlebt, wer mit seinem Partner schon einige Wirren und Konflikte durchgestanden hat, wird im Tinnitusleiden nicht so verzweifelt sein, wie in einer Situation des Alleingelassenwerdens oder in einer problembehafteten Partnerschaft, womöglich mit einem Partner, der schon seit längerem mit Trennung drohen mag.

Dasselbe gilt für Freunde. Von echten Freunden weiß man, daß sie sich nicht so schnell zurückziehen, auch wenn jemand nicht wie sonst „funktioniert". Diese Sicherheit, aufgehoben zu sein, mit dem Tinnitus nicht allein zu bleiben, schafft Entlastung, die Spannung aus der Aufmerksamkeit nimmt. Umgekehrt heißt das, daß ein alleingelassener Patient im therapeutischen Setting erst einmal die Erfahrung braucht, angenommen und aufgehoben zu sein, also in seiner Hilflosigkeit doch nicht allein bleiben zu müssen.

☐ *„Krankheits-Nutzen": Wenn Krankheiten mir trotz schweren Leidens auch hilfreich sind*

Dies klingt erst einmal paradox, kann aber große Bedeutung erlangen. Krankheit generell schränkt im allgemeinen den sozialen Kommunikationsradius ein. Der Patient sieht viele Menschen dann nicht mehr, da er z. B. ins

Bett, ins Krankenhaus gehen muß oder in eine lärmfreie Privatsphäre zurückgezogen ist.

Wenn nun aber jemand mit einem anderen Menschen einen Konflikt im direkten Kontakt hat, der ihn fertig und krank macht und den er nicht zu lösen weiß, ist er diesen Konflikt, *solange* er krank ist, erst einmal los. Je bedrohlicher und zentraler dieser Konflikt – bewußt oder unbewußt – in seinem Leben ist, um so lieber würde der Kranke diesen Konflikt vermeiden und in gewisser Weise „hilft" ihm die Krankheit dabei. Dieses meist unbewußt bleibende Entlastungsgefühl kann einer Besserung im Krankheitsgeschehen sehr entgegen stehen. Beim Tinnitusleiden wird dem Tinnitus dieses Entlastungsgefühl unbewußt zugeschrieben und ihm so eine Bedeutung gegeben, die die auf ihn gerichtete Aufmerksamkeit aber wieder verstärkt. Dies ist für den Patient oftmals eine richtige Falle, aus der der Betreffende nur herauskommt, wenn seine zentralen Konflikte therapeutisch angesprochen und in der Therapie dafür Lösungen erarbeitet werden.

☐ *Verletzlichkeit: Wenn jemand durch seine Lebensgeschichte verletzlich geworden ist*

Jemand, der Schweres im Leben erlebt und sich vielleicht gerade so stabilisiert hat, daß er im Alltag mehr „überlebt" als lebt, der kommt bei zusätzlichen Belastungen schnell ans Ende – „er hat nichts zuzusetzen", sagt man dazu und meint, daß keine Kraftreserven mehr vorhanden sind. Bekommt dieser Mensch einen Tinnitus, gibt das mühsam erworbene Gleichgewicht rasch wieder nach und der Tinnitus erlangt hohe Bedeutung, quasi als „Zerstörer" des mühsam wieder aufgebauten ganzen Lebens.

Wer dagegen viel Gutes erleben durfte, wer in schwierigen Lagen seine Fähigkeiten kennenlernen konnte und wessen Kräfte zur Überwindung von Belastungen ausreichten, der wird Belastungen, Niederlagen und Krankheiten ganz anders begegnen. Er hat dann Ressourcen*, Kraftquellen, und viel Vertrauen in die eigenen Fähigkeiten zur Bewältigung von Krisen und Konflikten, die ihn auch quälende Phasen, wie im Tinnitusleiden, besser überstehen lassen. Voller Lebenszuversicht, mag er vielleicht dem Tinnitus sogar etwas Gutes abgewinnen, weil er ihn z. B. an seine Arbeitsüberlastung erinnert; in seiner Aufmerksamkeit sinkt die Spannung und die Habituation an das Ohrgeräusch gelingt.

Diese allgemeinen Hinweise zeigen, wie das Zusammenspiel verschiedener Elemente der aktuellen Lebenswirklichkeit eine Grundlage dafür abgibt, ob und wie das Ohrgeräusch aus dem Zentrum der Aufmerksamkeit entlassen und so die physiologische Gewöhnung – bis zum vollständigen Herausfiltern aus der Wahrnehmung erreicht werden kann. Je nachdem, wie dies gelingt, gibt es dann unterschiedliche Schweregrade im Tinnitusleiden, die auch unterschiedliche Therapien erfordern und die verschiedenen Möglichkeiten sollen hier kurz dargestellt werden:

(1) Eine *gute ärztliche Beratung* („Counselling", s. Kap. 11), kann viele Ängste auflösen, verschiedene Behandlungsmöglichkeiten in Aussicht stellen, und, falls die Habituation nicht gelingt, auch Bewältigungshilfe anbieten. Dies ist bei *leichteren* Schweregraden von Tinnitus oft schon ausreichend, um dem Patienten zu ermöglichen, seine Aufmerksamkeit auf den Tinnitus zu verringern.

(2) Auf einer nächsten Stufe wird es mehr um *eigene innere Einstellungen* und Verhaltensweisen gehen, die zu überprüfen sind, um zu neuen Verhaltensmöglichkeiten zu kommen. Auch das Erlernen neuer Bewältigungsmethoden gehört hierher. Voraussetzung dafür ist aber, daß die Überprüfungen gelingen und die Basis für neue Lernschritte gegeben ist. Hierzu müssen die Patienten gute Ich-Kompetenz mitbringen und trotz Tinnitus ihren Alltag noch gut bewältigen können. Hierbei würde es sich um *ambulante, sog. kognitive* Therapie* handeln, die z. B. von Psychologen in Gruppen angeboten werden. Der Erfolg dieser Therapien ist deutlicher, wenn diese Therapien integriert mit körperorientierten Ansätzen aus der Hör-, Bewegungs- und Entspannungstherapie durchgeführt werden, wie dies neuerdings in den ersten HNO-ärztlich geleiteten Tinnituszentren angeboten wird (Retraining*- und Hörtherapie). Bei stärkeren reaktiven psychischen Störungen sollte zusätzlich ambulante Psychotherapie durchgeführt werden.

(3) Bei ausreichender Ich-Kompetenz*, noch persönlicher Kompensation* der Störung, aber abnehmender Bewältigungskraft des Alltags ist die hier beschriebene Therapie in *stationärer bzw. teilstationärer Rehabilitation* durchzuführen.

(4) Bei Hervortreten *struktureller Störungen** (s.a. Kap. 12), von schweren psychischen Folgestörungen, anderen destabilisierenden Krankheiten so-

wohl körperlicher, psychischer oder psychosomatischer Natur sowie tatsächlicher oder drohender Dekompensation, ist die *stationäre* Behandlung in einem Krankenhaus notwendig, das *integrierte neurootologisch*-psychosomatische* Therapie durchführen kann. Bei dieser Therapie ist eine körperorientierte Psychotherapieform Grundbedingung für die Behandlung.

Was „Körperorientierung" in der Tinnitusbehandlung bedeutet, soll nun an einem Beispiel demonstriert werden – die Geschichte eines Patienten, der aufgrund des dekompensierenden chronisch komplexen Tinnitus zur stationären Behandlung eingewiesen worden war. (Name und einzelne Fakten wurden aus Datenschutzgründen geändert).

Fallbeispiel Herr X

Herr X ist ein 36jähriger Hausmeister für einen größeren Wohnungskomplex. Er hat plötzlich auf beiden Ohren Tinnitus mit einer Frequenz von 2000 Hz, nachdem schon einige Monate vorher allgemeine Geräuschempfindlichkeit bestanden hatte. Die neurootologischen Untersuchungen ergeben eine normale Hörschwelle, verfrühte Unbehaglichkeitsschwelle, normale *BERA**, Hyperaktivitätszeichen beidseits in den *DPOAE**, am stärksten im Bereich der *Tinnitusfrequenz**.

Die Befunde bestätigen also, was uns dieser Mann erzählt, und wir können ihm mit hoher Wahrscheinlichkeit sagen, daß es bei ihm ein funktionelles Problem der äußeren Haarzellen gibt. Diese erhalten zu viele Impulse von höheren Hirnzentren und verstellen sich so, als wäre von der Großhirnrinde der Befehl zum Lauschen gekommen, das Innenohr also auf äußerste Empfindlichkeitserfassung auch der leisesten Geräusche zu stellen.

Das Problem liegt darin, daß entweder der Befehl nicht zurückgenommen worden ist oder die Zurückstellung bisher nicht funktioniert, also von den äußeren Haarzellen nicht umgesetzt wird. Diese Störung bedeutet also, daß auch bei normalen oder lauten Umgebungsgeräuschen das Innenohr immer noch auf Lauschen gestellt ist und alles übermäßig vorverstärkt wird, woraus eine Geräuschempfindlichkeit resultiert. Eine solche „Hyperakusis" ist oft von Tinnitus begleitet. Aber weshalb nur in einer Frequenz? Dies ist nicht

136

immer mit Sicherheit zu klären, aber in unserem Beispiel fällt auf, daß das Funktelefon des Patienten sich mit einem Signal von etwa 2000 Hz meldet. Dem Patienten war diese Ähnlichkeit bereits aufgefallen.

Weshalb *lauscht* dieser Patient sozusagen *dauernd* und hat einen Tinnitus, den er mit dem Telefonsignal vergleicht? Wir müssen weiter fragen, gut zuhören und weiter untersuchen:

Bald erfahren wir, daß er, wenn er angerufen wird – meist von Mietern – rasch reagieren muß: verstopfter Ausguß, Wasserrohrbruch, steckengebliebener Fahrstuhl usw. Die Mieter sind oft nicht sehr freundlich, aber sehr fordernd; er wird auch angerufen, wenn der Fernseher kaputt ist. Obwohl er sich ausgenutzt fühlt, mag er nicht nein sagen. Wenn er zu lange auf sich warten läßt, rufen die Mieter schon mal die Hausverwaltung an. Von da aus wird bei ihm dann korrekte Arbeit angemahnt, die er unterschwellig auch als Entlassungsdrohung versteht.

Weshalb kann er nicht „*nein*" sagen, sich nicht wehren, weshalb kann er der Hausverwaltung nicht sagen, daß die Beschwerden unberechtigt sind und besonders von einem Mieter kommen, der viel Alkohol trinkt und sich ihm gegenüber dann sehr aggressiv verhält.

Es wird deutlich, daß Herr X sich bedroht fühlt, ganz besonders wenn ihm aggressives Verhalten entgegenschlägt oder wenn ihm mit Konsequenzen gedroht wird. Er kann nicht sagen, was passieren würde, wenn er mal „nein" sagt, aber er will Reaktionen auf das „nein" in jedem Fall vermeiden, indem er gefällig bleibt.

Wie er sagt, hat er deshalb auch seit vier Jahren keinen Urlaub mehr gemacht hat, um eben präsent sein zu können. Er fühle sich von der Menge der Arbeit erschöpft und könne nicht entspannen, weil er immer bereit sein müsse. Seit Blutdruck sei leicht erhöht und er habe viel Magenschmerzen. Die aufgetretene Geräuschempfindlichkeit habe ihn schon vor dem Tinnitus ziemlich fertig gemacht. Seine Frau sei dann ziemlich sauer allein in Urlaub gefahren und bei jedem Telefonanruf habe er gehofft, daß sie es sei. Sie habe sich aber nicht gemeldet und er habe immer mehr Angst bekommen, daß sie einen anderen Mann kennengelernt haben könnte. In dieser Angst habe er dann seine Arbeit verrichten müssen. Als er aber einmal beim Telefonklingeln in Erwartung eines Telefonates seiner Frau dann einen aggressiven Mieter am Telefon hatte, der ihn beschimpfte, habe er plötzlich den Tinnitus gehört.

Der Patient sagte: „Dieses Telefonat war wie ein Schlag auf mein Ohr". Er hatte das Gefühl, es sei etwas dabei kaputt gegangen, auf jeden Fall etwas Schlimmes passiert. Anfangs habe er sich nicht zum Arzt gewagt, um die Bestätigung für den vermuteten Schaden zu vermeiden. Die Angst hätte ihn dann aber doch dorthin getrieben. Der Arzt habe seine schlimmsten Befürchtungen bestätigt mit der Diagnose eines Hörzellschadens aufgrund einer Durchblutungsstörung. Der Arzt habe ihm auch vorgeworfen, daß er so spät komme und die Aussicht auf Erfolg nun recht gering sei.

Infusionen habe er ambulant erhalten, weil er ja von seiner Arbeit nicht weg könne, eine Besserung habe er dadurch allerdings nicht erfahren, der Tinnitus und die Geräuschempfindlichkeit seien immer schlimmer geworden. Er würde sich wegen der Gefahr eines Schlaganfalls, besonders bei seinem leicht erhöhten Blutdruck, nur noch langsam bewegen, kaum noch aus dem Häuserkomplex weggehen.

Er habe das Gefühl, seine Frau würde ihn verachten, ablehnen, weil er so krank sei, sich nicht wehren könne, gar kein richtiger Mann mehr sei. Sie habe überhaupt kein Mitleid mit ihm. Seine Eltern wären auch recht hilflos mit seiner Situation, sein Vater meine, er solle sich nicht so anstellen. Außerdem seien seine Eltern mehr mit sich beschäftigt.

Seine Kindheit sei, soweit er sich erinnern kann, gut gewesen, aber er habe nicht sehr viele Erinnerungen als kleines Kind. Er habe einen jüngeren Bruder, den er nicht so gerne mochte, der sei eingebildet, weil er studiert habe. Sein Vater sei Maschinenbauer gewesen und habe wegen seines guten Gehörs mit Erfolg in der Wartung gearbeitet, weil er schon an den Geräuschen habe hören können, was an den Maschinen kaputt sei. Die Mutter habe als Putzfrau gearbeitet, Kinder habe er keine, mehr könne er nicht sagen.

Der Beginn der Therapie

Alle Therapeuten im Team reagierten ähnlich auf den Patienten. Ihnen fielen die hochgezogenen Schultern, der unruhige Blick und die Hochspannung im

Körper auch beim Sitzen auf. Die Spannung wirkte ansteckend, auch die Therapeuten fühlten sich zunehmend angespannt im Kontakt mit dem Patienten. Andererseits fühlten alle das Bedürfnis, dem Patienten schützend und tröstend den Arm um die Schultern zu legen. Diese Therapeutengefühle zeigten deutlich, was der Patient in anderen auslöste. Der Patient fühlte sich hilflos und bedroht. Aggressive Menschen konnten dies sicher ausnutzen. Er war möglicherweise auch nicht in der Lage, für seine Frau ein erwachsener Partner zu sein; denn man hatte zeitweilig das Gefühl, ein „Kind" vor sich zu haben. Aber dieses „Kind" konnte sich nicht anvertrauen. In der Massage schien die Spannung noch zuzunehmen, der Patient blickte sich oft um und redete unaufhörlich. Er verhielt sich korrekt, eher brav, machte alles, so gut es ging, mit, aber er fühlte sich, wie er sagte, hundeelend.

Bei weiteren Gesprächen kam nichts Neues zutage, dargestellten Zusammenhängen versuchte er zu folgen, ohne daß der unruhige angespannte Zustand sich änderte. Im Gesicht konnte man ablesen, daß die Geräuschempfindlichkeit und der Tinnitus ihn sicher quälten. Dieser Patient stand kurz vor der *Dekompensation** und konnte sich selbst nicht heraushelfen, ja auch noch nicht heraushelfen lassen. Was dieser Patient tatsächlich mitteilte, war am Körper abzulesen, an der Mimik, Haltung, Verkürzung der Nackenmuskulatur, unruhigen Bewegungen der Augen. Berührung führte zu eher vermehrter, wachsamer Spannung. Die Bedrohung und die aus Vorsichtsgründen erhöhte Wachsamkeit waren deutlich sensomotorisch fixiert. Dies war nicht nur eine Reaktion auf das Tinnitusgeschehen; hier wurde auch etwas für andere körperlich sichtbar – Unsicherheit, Hilflosigkeit und Bedrohtheit. Der Tinnitus war im Rahmen dieser Bedrohtheit aufgetreten, eine Bewältigung des Tinnitusleidens war auf dem Boden des allgemeinen Bedrohtheitsgefühls und der erschöpften Kräfte nicht mehr möglich.

Aufpassen, sich schützen, andere freundlich stimmen, das war der Inhalt seines Lebens, ohne daß sich die Bedrohtheit änderte. – Wie ist Herr X zu diesem Menschen geworden? Dazu konnte er mit Worten keine Antwort geben. Aber seine Körperhaltung und sein Körper-, Gesichts- und Augenausdruck gaben deutlich Hinweise, daß hier biographische Erlebnisse körperlich gespeichert waren. Genauere Geschichten konnte der Körper noch nicht erzählen, solange er sich um Sicherung bemühen mußte.

Erstes therapeutisches Ziel war es also, eine Situation zu schaffen, in der

Herr X erleben konnte, daß hier in der Klinik ihn niemand ernsthaft bedrohte oder dies vor hatte. Dazu gehörte insbesondere die Verläßlichkeit des therapeutischen Teams, keine besonderen Leistungsforderungen, Akzeptanz der vorliegenden Erschöpfung und vorläufige Zustimmung, sich dauernd vor Geräuschen mit Gehörgangswatte zu schützen. Dazu gehörte auch, daß sein Telefon mit seiner Zustimmung für ankommende Gespräche gesperrt wurde und er sein Handy abgab. (Die Nachtschwestern waren ebenso über dieses Vorgehen informiert wie das Verwaltungspersonal.)

Da der Patient nur eine 3-Wochen-Zusage für die stationäre Therapie hatte, wurde frühzeitig mit den in der Krankenkasse beratenden Ärzten in einem ausführlichen Befundbericht die Diagnosen und das hier notwendige therapeutische Vorgehen besprochen. Es konnte für die Kostenzusage erfreulicherweise ein Rahmen von 8 Wochen vereinbart werden. Eine Verlängerung von Woche zu Woche wäre hier mit hoher Wahrscheinlichkeit therapieverhindernd gewesen, da Unklarheiten in der Kostenzusage von Patienten häufig als sehr bedrohlich empfunden werden, was für erfahrene Behandler auch gut nachvollziehbar ist.

In Bezug auf die Mitpatienten orientierte sich der Patient rasch, wem er sich etwa nähern konnte und von wem er sich besser fern hielt. Bei Therapieübungen zu zweit achteten alle Therapeuten darauf, daß er diese eher mit ruhigeren Mitpatienten machen konnte. Herr X machte alle verordneten Therapien mit, allerdings war an Körperwahrnehmung und Entspannung anfangs nicht zu denken.

Nach etwa 14 Tagen stellte sich langsam eine Veränderung ein, zuerst im Tai Chi/Qi Gong, wo die Bewegung nicht mehr ganz so verkrampft waren. Auch ein erstes Lächeln kam zeitweilig zum Ausdruck. Wenig später konnte Herr X erstmals im Geräuschtraining Übungen mit verbundenen Augen mitmachen, kurz danach wagte er es in einer psychotherapeutischen Sitzung, die Gehörgangswatte herauszunehmen, obwohl das geöffnete Fenster etwas Außenlärm herein ließ.

Der Patient war für alle im Team spürbar etwas ruhiger geworden, er hatte also für sich jetzt erlebt, daß die Situation in der Klinik für ihn nicht gefährlich war. Mit dieser Situation durfte der Körper seine Sicherungsbemühungen etwas abschwächen. Insofern konnte er seine Aufmerksamkeit mehr nach innen richten, die Chance zur Körperwahrnehmung war jetzt wieder da; er fühlte, wie angenehm es war, wenn die Schultern im Tai Chi/Qi Gong nach unten sanken und er begann zu merken, wie angenehm eine aufrechte Haltung und ein fester Blick war, wie ein bißchen Stolz in ihm aufkam und er andeutungsweise Kraft spürte in der „Bärenstellung".

Er stellte aber auch fest, daß seine Muskeln und sein Bindegewebe dies alles nicht so recht zulassen wollten, er fiel immer noch sehr schnell in den alten Zustand zurück. In einer gestalttherapeutischen Übung erlebte er dann, daß seine hochgezogenen Schultern auch der Anfang einer Bewegung waren. In der Weiterführung der Bewegungsimpulse merkte er, daß er dabei seine Hände vor den Kopf führte, sozusagen seinen Kopf schützte. Eigenartigerweise wurde dabei der Tinnitus lauter. Im Durchleben dieser Bewegung wurde das Gefühl immer deutlicher, daß er sich gegen Schläge auf den Kopf schützte. Bildhafte Szenen kamen dem Patienten plötzlich ins Bewußtsein, er präzisierte, daß er sich gegen Schläge auf die Ohren zu schützen versuchte und ihm war zumute, als wenn ihn der Vater schlage.

Der Patient brach daraufhin in ein starkes Weinen aus und fühlte die Angst, den Schmerz und die Traurigkeit, wie er es wohl als Kind erlebt haben mag. In der Traurigkeit, die die nächsten Tage in der Klinik anhielt, erlebte das Team den Patienten sehr bei sich und begleitete ihn durch die Trauer hindurch. In den weiteren psychotherapeutischen Sitzungen wurde die Situation als Kleinkind immer deutlicher, ergänzt wurde dies durch Befragung der Mutter:

Der Patient war zur Welt gekommen, als der Vater seine Maschinenbaulehre noch nicht beendet hatte, das Kind kam quasi unpassend und war der Grund zur Heirat. Die Mutter konnte nicht stillen, das Kind war ein sog.s Schreikind und übererregbar. Die Mutter war recht hilflos damit; der Vater konnte dabei nicht lernen und schlafen. Zu dieser Zeit begann er die Mutter zu schlagen, besonders wenn er Alkohol getrunken hatte, weil sie das Kind nicht zur Ruhe bringen konnte; später dann auch das Kind. Als das Kind 3 Jahre alt war, wurde der Bruder geboren, ein ruhiges Kind, das keine Probleme machte und so die Liebe der Eltern auf sich zog.

Der Patient versuchte, es dem Vater recht zu machen, wurde aber von ihm nicht akzeptiert und wegen seiner (nunmehr ja durchaus berechtigten)

Ängstlichkeit und unterordnendem Verhalten als „Waschlappen" angesehen. Er erhielt weiterhin, häufig recht willkürlich, Schläge, meist auf die Ohren. Die Mutter konnte das Kind nicht vor dem Vater schützen, der Patient allerdings die Mutter, um die er Angst hatte, ebenfalls schwer. Er lernte aber, den Vater durch Gefälligkeit und später auch durch handwerkliche Geschicklichkeit in seiner Aggressivität zeitweilig zu bremsen. Dagegen, daß es dem Bruder besser ging in der Familie, konnte er nichts machen, er fühlte sich weniger wert als dieser. In der Konkurrenz der Brüder hatte er keine Chancen. Eine positiv unterstützte Männlichkeit konnte so nicht entstehen, eher ein Gefühl von notwendiger Unterordnung.

Seine akustische Realität war von dieser Bedrohtheit bestimmt, ja im Telefon symbolisch zugespitzt. Die Ohrfeigen waren sensomotorisch als Schmerz mit Wut und Trauer sowie einem meist hilflosen Bewegungsverhalten (den Kopf mit den Händen schützen) im Gedächtnis und Körperausdruck gespeichert.

Die Beschimpfung am Telefon, die der Patient in Erwartung des Anrufes seiner Frau erlebte, reaktivierte im vorbewußten Erleben in dieser Situation die vom Vater erlittenen Schläge aufs Ohr. Es ist hochwahrscheinlich, daß der Patient bereits damals bei Ohrfeigen vereinzelt Höreindrücke hatte (bei Ohrfeigen meist im Sinne eines mittelfrequenten Knalls mit Nachklingen).

Das Auftreten des Tinnitus hat hier also einen sensomotorisch erinnernden Charakter, weiterhin symbolische Bedeutung für sein Erleben. Die Hyperakusis erscheint wie ein Zwangsverhalten im Sinne des „Lauschen-Müssens". Der Patient in seiner Körperlichkeit hat den beobachtenden und behandelnden Therapeuten also erst den tieferen Zugang zu seiner Erlebensrealität eröffnet und zur vollständigen Diagnose geführt. Die in diesem Beispiel erforderliche Therapie ist also nicht die Durchblutungsförderung, sondern eine gestufte Therapie, die in einer körperorientierten psychotherapeutischen Behandlung im stationären Rahmen Psychotherapie, Körperwahrnehmung, neurootologisches und *neuromotorisches* Lernen* integriert ermöglicht, um den dekompensierten Zustand in einen Basiszustand zu führen, auf dem ambulante Therapie in Begleitung des Alltags aufbauen kann.

Die Notwendigkeit, den belebten und erlebten Körper, den *Leib,* wie viele Therapeuten sagen, in die Wahrnehmung der Therapeuten und des Patienten zu rücken, wenn es um Störungen und Krankheiten einer Sinnesfunktion wie z.B. bei Tinnitus und Hyperakusis geht, ist sicherlich deutlich geworden.

Die Bedeutung körperorientierter Psychotherapie

Körperorientiert heißt in dem hier geschilderten Fall also mehreres:

☐ Das Körpersymptom ist *Ausgangspunkt* für das Aufsuchen des Arztes und für die Therapie.

☐ Der Körper gibt *Zugänge* zum Verständnis der Lebensrealität des Patienten für den Therapeuten. Der Körper ist gleichzeitig Basis für die eigene Therapiearbeit des Patienten und das umfassende und ungeteilte Verstehen seiner Krankheit.

☐ Einige psychotherapeutische Verfahren (z. B. die Gestalttherapie) haben diesen Krankheitszugang integriert bzw. ins Zentrum der Therapie gestellt.

☐ Therapeuten müssen, um diese Zugänge über den Körper im Interesse des Patienten zu nutzen, auch ihre *eigene* Körperlichkeit erlebt und erforscht haben; dies erfordert intensive *Selbsterfahrung* und ist in der Psychotherapie bisher nicht immer selbstverständlich.

☐ Ein therapeutisches Team kann nur dann körperorientiert arbeiten, wenn alle im *Team* ihre Arbeit und Wahrnehmung untereinander *mitteilen* können und dies auch tun.

Den belebten Körper als weiteren Zugang zur Krankheit zu nehmen, ist dabei kein besonderer oder geschickter Kunstgriff des Therapeuten, sondern einfach etwas, das dem Menschen *angemessen* ist. Dieses therapeutische Vorgehen hebt die unangemessene Trennung von Körper (Leib), Seele (Emotionen) und Geist (Verstand) auf, die im abendländischen, technisch-wissenschaftlichen Fortschrittsdenken zementiert ist. Denn dies hatte dazu geführt, daß wir unseren belebten Körper immer mehr als Instrument und Werkzeug sehen, das unserem intelligenten „Ich" zu dienen hat. Tatsächlich trägt diese Entfremdung vom belebten Körper ein ganz wichtiges krankmachendes Potential in sich. Daher ist es sinnvoll, dem therapeutischen Gespräch, also dem *Wort-Zugang* in der Therapie, den *Ohne-Worte-Zugang* über den belebten Körper an die Seite zu stellen und beide zu verbinden. Dies heißt nicht nur, den Zugang zum Patienten und seiner Krankheit *vollständig* zu ermöglichen und so die Abstimmung und die Wirksamkeit der Therapie zu verbessern, sondern in diesem Vorgehen an sich liegt mit der Überwindung der Trennung von sachlichem Wort-Vordergrund und unterschwelligem Gefühls-Hintergrund viel Heilendes.

Allerdings sind ja auch unsere Therapeuten Mitglieder dieser Gesellschaft und haben die vorherrschende Weltanschauung des technischen Fortschritts ebenso gelernt wie unsere Patienten. Wenn die Therapeuten den Patienten nützlich sein wollen, müssen sie gelernt haben, ihren Körper selbst (wieder) wahrzunehmen und zu erfahren. Jeder Therapeut muß ständig daran arbeiten – schon im Sinne einer eigenen Lebenspflege, die die gesamtgesellschaftliche Atmosphäre ständiger Aufforderung zur Leistungssteigerung, ohne Beachtung der eigenen Grenzen ausgleicht. Denn die Achtung vor dem feinen, abgestimmten, balancierten Spiel der verschiedenen Ebenen im Menschen ist für den Therapeuten in der Selbsterfahrung ebenso wie in der Therapie mit dem Patienten unumgänglich.

Körperorientierte Psychotherapie meint daher eine psychosomatisch orientiertes Therapie, in dem ein einzelner oder mehrere Therapeuten auf verschiedene Weisen mit einem Patienten zusammenarbeiten, wohl wissend, daß sich in Krankheit u. a. auch ausdrückt, daß das Wesen Mensch innere Entfremdung und Aufspaltung nicht akzeptiert und überwinden will.

Körperorientierte Psychotherapie ist somit ein Oberbegriff für alle *nonverbale* Therapieverfahren,* bei denen Körperwahrnehmung, Selbsterleben, Selbst- und Körperausdruck im Vordergrund stehen. Allerdings muß vor der Vorstellung gewarnt werden, ein „ideales" neues Behandlungsverfahren, das durch Verschmelzung aller möglicher Elemente alles beinhalten würde, könnte besonders hilfreich sein. Denn der für alles zuständige und alleskönnende Therapeut, wenn es ihn denn gäbe, wäre für den Patienten sicher auch ein bedrohliches Superwesen. Stattdessen ist es für die Spezialisten der stationären Psychotherapie sehr viel sinnvoller, im Rahmen eines Therapeutenteams gemeinsam zu arbeiten. Dies ist auch deshalb hilfreicher und realitätsnäher, da der Patient durch unterschiedliche *Projektionen** (s. o.) auf mehrere Therapeuten sein Beziehungsgeflecht in der Klinik ja selbst noch einmal erschaffen und in der Therapie wahrnehmen kann (ausführlich wird dies im Kapitel 12, Teamarbeit, dargestellt).

Psychosomatische Befunderhebung

Die psychosomatische Befunderhebung ist in der stationären wie in der ambulanten Therapie gleichermaßen wichtig; ambulant ist sie Aufgabe des Arztes, eventuell muß sie von einem Psychotherapeuten weitergeführt werden. Im therapeutischen Prozeß können schließlich weitere Zusammenhänge deutlich werden.

Die psychosomatische Befunderhebung soll dazu dienen, das körperliche, psychische, geistige und soziale Umfeld einer Krankheit zu erfassen und zu verstehen. Die Lebenswirklichkeit des Patienten vor der Krankheit soll deutlich werden und auch das, was die Krankheit im Leben des Patienten bewirkt und bedeutet, weiter, ob und wie die bisherige Lebensgeschichte an dem Auftreten der Krankheit direkt beteiligt ist bzw. Heilung oder Verarbeitung der Krankheit fördert oder erschwert. Dies gilt für Tinnitus wie für jede andere Krankheit auch.

Diese Befunderhebung ist immer individuell. Dabei unterscheiden wir Erlebnisse, Eindrücke, Gefühle und Körperwahrnehmung, alles, was der Patient schildert, aber auch das, was wir als Therapeuten im Zusammensein mit dem Patienten erleben (z. B. Gegenübertragungsgefühle, s. Kap. 12) Weiterhin gilt es, die Faktoren zu erfassen, die dazu beitragen können, daß die Bewältigung eines Tinnitusleidens so erschwert oder verhindert wird, daß es chronifiziert und zur Dekompensation führt wie im vorgestellten Beispiel. Wir unterscheiden weiter Faktoren aus der vorsprachlichen Zeit und der Zeit nach den ersten anderthalb bis zwei Jahren. Ein kurzer Rückblick soll hier die Zusammenhänge noch einmal verdeutlichen:

Im ersten Teil des Buches hatten wir ausgeführt, daß die Seele sich einerseits in neue Höhen aufschwingt, in denen sie vielfach unabhängig vom Körper zu sein scheint, andererseits aus der Entwicklung her auch immer im Körperlichen wurzelt. Wir hatten auch im Kapitel über Tai Chi/Qi Gong angesprochen, wie wichtig es ist, daß Ton und Tönung, die in unserer Gesellschaft zunehmend getrennt im Gehirn beachtet und verarbeitet werden, wieder zusammen geführt werden. Gleichzeitig stellten wir fest, daß nicht nur der Tönungsanteil der Sinneswahrnehmung zunehmend ins Unterbewußtsein verlagert ist, sondern auch die allgemeine Körperwahrnehmung bei unseren stationären Tinnituspatienten in der Mehrzahl auffällig eingeschränkt ist. Die eingeschränkte Körperwahrnehmung deutet sehr oft auf Probleme des Körper-Selbst, als Fundament für das „Ich" und das Selbstwertgefühl hin, und daß der „Kräftespeicher" für die Lebensbewältigung fehlt oder nicht zugänglich ist.

Denn aus diesem Fundament schöpfen wir zu wesentlichen Teilen die Kraft, die Gefühle der Hilflosigkeit und Ohnmacht und des Ausgeliefertseins an den Tinnitus zu überwinden, in die sich die meisten Tinnituspatienten durch das plötzliche Auftreten von Tinnitus gestürzt sehen. Kommt dieses Fundament ins Wanken oder ist brüchig oder verschlossen, kommt es verständlicherweise zu einer Dekompensation, die dann im allgemeinen zur stationären Aufnahme führt. Insofern ist dem diagnostischen Verstehen dieses Fundaments und der therapeutischen Arbeit am Fundament besondere Aufmerksamkeit zu schenken – damit der Patient wieder „auf die Beine" kommt.

Weiterhin haben wir im ersten Teil die natürliche Entwicklung eines Säuglings beschrieben, der in passender Kommunikation mit seiner – wie in der Psychotherapie gesagt wird – „genügend guten" Mutter lebt.

Allerdings kann schon diese Entwicklung in vielfältiger Weise gestört werden und dadurch die Qualitäten und Kräfte des Fundaments beeinträchtigen, dieses kann sogar unvollständig bleiben bzw. brüchig. Da diese Störungen und das dazugehörige Reaktionsverhalten in der vorsprachlichen Zeit durchlebt werden, gibt es hierfür keine Worte oder andere Symbole. Solche Erfahrungen, die ohne Symbole gespeichert werden, fallen aus der bewußten Erinnerung heraus, beginnen zu vagabundieren und drängen immer wieder als schemenhafte, bruchstückhafte, sensomotorisch-affektive Erlebnisse und Verhaltensweisen an die bewußte Oberfläche. Dies bleibt dann den Betroffenen meist unverständlich und ängstigt sie sehr, ohne daß sie ihre Angst in Worte fassen können.

In der *Dekompensation** ist das Andrängen solcher Erlebnisse besonders stark, weil die Kräfte für die Abwehr im Bewußtsein nicht mehr ausreichen.

Bei Erkrankungen, die bei anhaltendem Tinnitus mit tatsächlicher oder drohender Dekompensation einher gehen, beobachten wir also regelmäßig eine oder mehrere der folgenden Bereichsstörungen.

1. Störungsbereiche aus der Zeit vor der Sprachentstehung können die folgenden sein:
☐ Eine Entwicklungsstörung des Säuglings, die für sich gar nicht sehr auffällig sein müssen (wie z. B. der Ausfall der Krabbelphase)

☐ Eine Kommunikationsstörung zwischen Mutter und Kind, z. B. eine überforderte Mutter bei Schreikindern oder wegen Vollschicht-Berufstätigkeit, Nichtgelingen des frühen Dialogs, Sprach- und Kontaktarmut, Übermutterung mit Wegfallen des kindlichen Spielraumes usw.

☐ Kindliches Erleiden heftiger Gefühlsausbrüche auf Seiten der Eltern (auch väterliches Verhalten ist zu beachten), ggf. verbunden mit unangemessenem Be„hand"eln bzw. Vernachlässigen.

☐ Schwere Krankheit in der Kindheit, z. B. Krankenhausaufenthalte, auch Trennung von der Mutter, usw.

☐ Ungünstig bzw. erzwingend wirkende elterliche Verhaltensweisen als Ausdruck unbewußter Phantasien der Eltern über das Kind, die meist aus traumatischen Erlebnissen oder unerfüllten Bedürfnissen aus der jeweiligen eigenen Erfahrung der Eltern als Kind herrühren.

2. Störungen aus der Zeit, in der Erlebtes symbolisch und sprachlich faßbar und damit vorstellbar wird, also ab etwa anderhalb bis zwei Jahren:
☐ Störungen, die die innerpsychische Symbolverarbeitung von Erlebnissen betreffen, wie Nichtbeachtung durch ein Elternteil, Dauerniederlagen bei geschwisterlicher Konkurrenz, Entwertung der Körperqualitäten oder der intellektuellen Fähigkeiten.

☐ Überstarke oder nichtgelingende Gewissensbildung durch spezielle Erziehungsstile, Verwechslung von Erziehung mit Dressur, häufiger Wechsel der erwachsenen Bezugspersonen, religiöse oder politische Zwänge, die direkt oder über elterliche Forderungen erzwungen werden.

☐ Nichtgelingen der *Triangulierung**, d. h. einer akzeptablen Kommunikation, Anerkennung, liebevollen Zuwendung bzw. zu bewältigenden Frustrationen für das Kind im Dreieckverhältnis mit Vater und Mutter in seiner Entwicklung

☐ Familiäre Überangepaßtheit an gesellschaftliche Normen (bzw. fehlende Flexibilität) v.a. an solche „kopf- und leistungsbetonten" Grundannahmen (etwa die, wonach der technische Fortschritt allein auf Verstandesleistungen begründet, oder daß der Körper wertvoll nur in der Leistungserbringung, quasi ein Werkzeug ist, oder daß Körperwahrnehmung und Stimmungen sowie Affektlagen nur Störeffekte sind, die unterdrückt gehören, usf.)

Faktoren, Einflüsse aus der vorsprachlichen Zeit können vom Patienten nicht mit Worten mitgeteilt werden. Ggf. kann er seine Deutungen über die unklar andrängenden Erlebnisse mitteilen, seine hieraus resultierenden Ängste und Unsicherheiten beschreiben, oder es können seine Eltern ihre subjektiven Beobachtungen und evtl. einige objektive Fakten mitteilen.

Um so wichtiger sind *die unbewußten, über den Körper ausgedrückten Mitteilungen, die Therapeuten erfassen und erleben können,* damit verbunden das behutsam herbeigeführte bewußte Selbst- und Wiedererleben durch den Patienten, das Wiederentdecken hierbei auftretender Gefühle, Bilder und Bewegungsimpulse, die er – nun in der Therapie – für sich erstmals selbst erfassen und benennen kann. Hierdurch wird das ausgestoßene Vagabundierende und sich unbewußt immer wieder körperlich und affektiv Ausdrückende in den Bereich aufgenommen, in dem das „Ich" regiert. Dies kann allerdings ein sehr schmerzhafter, Wut, Scham und Traurigkeit auslösender Prozeß sein, auf den der Patient gut vorbereitet und bei dem er begleitet werden muß.

Ein solcher Prozeß ist auch nicht immer therapeutisch sinnvoll, z. B. wenn die mögliche stationäre Zeitspanne nicht ausreichend ist oder wenn das Symptom selbst das Ich oder den Selbstwert innerpsychisch stark stabilisiert und ein Stabilisierungsersatz nicht gefunden und realisiert werden kann.

Auch die Erlebnisse und die damit zusammenhängenden Konflikte und Erinnerungen aus der Zeit, in der das Kleinkind schon angefangen hat, zu sprechen, sind nicht immer im Bewußtsein verfügbar. Hier gehören sie zwar häufig dem Ich-regierten Bereich an, werden aber möglicherweise aktiv gut versteckt, so daß sie dem Bewußtsein nicht mehr zugänglich sind (in der Psychotherapeutensprache ist in diesem Zusammenhang von „Verdrängung", „Abspaltung"* usw. die Rede). Sie können auch die Selbstwahrnehmung verzerren, die Kritikfähigkeit beeinträchtigen, auf Menschen, Gegenstände usw. projiziert werden; dies für den Patienten faßbar werden zu lassen im Erleben, in der Deutung usw., ist die hohe Kunst der spezifischen Psychotherapie.

Vorsprachliche und sprachliche Zeit bauen aufeinander auf und wirken ineinander verschränkt. Dies können wir an unserem Fallbeispiel, dem Ablauf der Erhebung folgend, zeigen:

Wir stellten als erstes Hyperakusis und Tinnitus fest, die den Patienten quälen und seine Bewegung im Sozialrahmen einengen. Das Telefon erhält Symbolcharakter für Belastung/Entlastung und steht für alle Kommunikationspartner. Über das Telefon kommt Bedrohliches, Aggressives, Forderndes; das Telefon ist die Adresse und Ursache der Affekte von Herrn X: unterschwellige Wut, Angst, Ohnmacht. Das Klingeln selbst ist seinerseits Symbol für die Ohrfeige auf der Grundlage der sensomotorischen Erinnerung der Knallempfindung bei früheren Ohrfeigen, die unbewußt gespeichert war. Eltern und Ehefrau können oder wollen nicht helfen bzw. entwerten den Patienten als Mann.

Die eigenen Befürchtungen werden bestätigt und erweitert durch die inadäquate ärztliche Intervention; es entsteht Resonanz zu vorhandenen Todesängsten, herovrgerufen hier durch das Wort „Schlaganfall". Es wirkt dabei in sprachlicher Assoziation zum Schlagen des Vaters als Folgewirkung der Schläge und deutet auf die möglicherweise erlebte Angst des Kindes, vom Vater tot geschlagen zu werden. Die Bedrohtheit hat also Nähe zum Tod. Die Hilflosigkeit der Mutter und die Ablehnung und Aggressivität des Vaters machen die Schutzlosigkeit des Kindes deutlich und seine Todesangst verständlich. Ein Zeichen der Not (als Schreikind durch Schreien) wird allmählich erstickt durch Schläge; Aggressivität, ein Aufbegehren erscheint mit dem Überleben nicht vereinbar. Das Kind lernt, so es geht, sein Gesicht zu schützen, sich dem Vater unterzuordnen, ihn umzustimmen, wachsam zu bleiben, sich niemandem anzuvertrauen, Körperkontakt zu vermeiden, um nicht überwältigt zu werden. Was jemand sagt, ist eher unwichtig, weil die

Bedeutung der Äußerung unzuverlässig ist. Auf die automatische Erfassung der Tönung, der Stimmung und der Atmosphäre kommt es an.

Daher war keine Grundlage für das Faktenlernen als Basis für eine evtl. Karriere da, Eigenziele jenseits der Absicherung gegen Bedrohungen mußten rar bleiben, Chancen für die Entwicklung von Männlichkeit gab es wenig: Ablehnung und keine Anleitung oder Vorbildfunktion als Mann durch den Vater (Begehren und Spüren von eigener Kraft wurde nicht erlebt). Bei der Geschwisterkonkurrenz hatte er gegen den Bruder keine Chance, weil der Vater meist für den Bruder Partei nahm.

Trotz dieser vielen Widrigkeiten gab es auch Gelungenes, Hilfreiches: das Kind war nach der Geburt bei der Mutter geblieben. Schwere Krankheiten und Eingriffe durch ärztliche Untersuchungen hatte es nicht. Die neurophysiologische Entwicklung war ausreichend, die Krabbelphase zwar verkürzt, aber doch regelrecht. Wenn die Mutter putzen ging, paßte häufig eine freundliche Nachbarsfrau auf ihn auf. Diese hatte auch immer viel mit ihm und dem gleichaltrigen eigenen Kind gesprochen, so daß die Sprachentwicklung nur leicht verzögert war. Die Mutter selbst war zwar hilflos, lehnte ihr Kind aber nicht ab wie der Vater. Sein Klassenlehrer war eher ein gemütlicher Mann, so daß die Schule fast mehr Sicherheit bot als das Zuhause. Wenn der Patient geschickt etwas reparierte, war der Vater eine Weile verträglicher, was er wie Anerkennung empfand. Dies war für die Weiterentwicklung seiner handwerklichen Geschicklichkeit und Weiterbildung sicherlich förderlich. Auch wenn der Vater in seiner Darstellung fast wie ein Berserker erscheint, hatte er doch eine gewisse Naturverbundenheit und wies die Familie immer wieder auf Blätterrauschen, Bachgeplätscher und Vogelstimmen hin, da ihm akustische Wahrnehmung viel bedeutete. Hier gab es also einerseits vielleicht eine Erklärung für die Tatsache, daß die akustische Welt auch für den Sohn so bedeutsam wurde, leider mehr in der bedrohlichen Art, aber es gab hier auch noch eine Grundlage für akustisch Schönes, was gleichzeitig auch das für den Patienten Akzeptable am Vater war. Dies war therapeutisch sicher sehr relevant.

Bei diesem Patienten war seine schwer Krankheit auch mit psychischen Störungen gekoppelt. Glücklicherweise ist die Notwendigkeit stationärer Behandlung im chronischen Verlauf aber nur bei einem kleinen Teil der Patienten gegeben. Auch wollen wir darauf hinweisen, daß einzelne Störungsfaktoren nicht grundsätzlich krankhafte Folgen haben müssen.

150

Bei der großen Mehrzahl aller Tinnituspatienten tritt der Tinnitus auch ohne anhaltend begleitende oder vorbestehende psychische Störungen oder Krankheiten auf, bleibt also ein neurophysiologisch/neurootologisches Problem, das auf die Initialbehandlung anspricht oder in wenigen Wochen habituiert.

(Literatur: Uexküll, 1997; Petzold, 1993; Ahrens, 1997; Dornes, 1993; Porsch, 1997; Goebel, 1992)

11.

Die Erstbehandlung in der Sprechstunde

Manfred Nelting

Die nächste Falldarstellung soll zeigen, wie wichtig die ärztliche psychosomatische Befunderhebung bei Tinnituserkrankungen bereits zu Beginn der Erkrankung ist, um auch bei komplizierten Zusammenhängen zu einer vollständigen Diagnose kommen zu können und gerade bei schwerer Erkrankten Irrwege zu vermeiden:

Falldarstellung Frau Z.

Eine 45jährige, leicht übergewichtige Oberstudienrätin, Frau Z., erlitt einen Hörsturz rechts mit Tinnitus. Da sie leicht erkältet war, interpretierte sie dies als Tubenkatarrh, den sie schon öfter mal jeweils mit ähnlichen Hörminderungen erlebt hatte. Als sich trotz Grippemittel die Situation am 5. Tag nicht gebessert hatte und der Unterricht mit dieser Hörminderung und dem Tinnitus kaum mehr möglich war, ging sie zum HNO-Arzt. Nach dem Audiogramm war die Diagnose schnell gestellt: Hörsturz und Tinnitus bei Innenohrdurchblutungsstörung; Therapie: stationäre Infusionstherapie. Die Therapie gestaltete sich recht erfolgreich, weil sich die Hörminderung bis auf eine geringe Restminderung im Hochtonbereich zurückbildete; der Tinnitus allerdings nicht. Die Patientin erhielt im Anschluß durchblutungsfördernde Medikamente, die unbedingt für eine längere Periode eingenommen werden sollten, da, so der Arzt, der Tinnitus ja anzeige, daß die Durchblutungsverhältnisse noch nicht regelrecht seien. Außerdem solle die Patientin ihr Gewicht reduzieren und Diät leben, um den erhöhten Cholesterinwert zu senken. Sonst könne man ein *Hörsturzrezidiv** nicht ausschließen; ansonsten werde sie mit dem Tinnitus schon fertig werden, sie sei ja schließlich „eine gestandene Frau".

Frau Z. nahm daraufhin ihren Unterricht wieder auf. Nach einer Woche war der Tinnitus aber viel lauter geworden, die Konzentration dementsprechend schwierig, der Schlaf gestört. Die Lautstärke des Tinnitus, den sie als Zeichen für die ungesunden Durchblutungsverhältnisse ansah, machte ihr Angst; sie rechnete jeden Tag mit einem neuen Hörsturz und malte sich sogar Schlimmeres aus. Diese Angst trieb die Patientin wieder zum HNO-Arzt. Sie bat um eine Audiogrammkontrolle, die einen unverändert guten Befund erbrachte. Da der Arzt sie aber erneut zum Cholesterinspiegel und zu ihrem Gewichtsproblem befragte, versicherte sie, eine Diät sei baldmöglichst geplant. Auf ihre Frage, was denn schlimmstenfalls passieren könnte, meinte der Arzt, er hätte schon die eine oder andere unschöne Komplikation dabei erlebt, aber sie solle sich beruhigen, zum Schlimmsten müsse es ja nicht kommen; allerdings wäre sie letztlich selbst Schuld, wenn sie ihr Gewicht behalte und das Cholesterin *nicht* senken würde.

Die Patientin war keineswegs beruhigt, arbeitete aber weiter und fing in ihrer Unruhe und zunehmenden Erschöpfung an, wieder mehr zu essen. Schließlich ließ sie sich vom Internisten cholesterinsenkende Mittel verschreiben, die allerdings nur eine mäßige Senkung zur Folge hatten. Auch der Internist mahnte nun Gewichtsabnahme an, da sie mittlerweile 15 kg zugenommen hatte.

Zum HNO-Arzt traute sie sich kaum noch; erst als der Tinnitus unerträglich wurde, ließ sie sich einen erneuten Termin geben – mit dem Ergebnis, daß sie sich von diesem Arzt sagen lassen mußte: „Wenn Sie überhaupt nicht mitarbeiten, kann ich Ihnen nicht helfen ..!". Daraufhin arbeitete sie nun völlig verzweifelt weiter. An einem ganz besonders schlechten Tag hörte sie den Tinnitus auch auf dem linken Ohr und ging nun sofort zu einem anderen HNO-Arzt. Ihm sagte sie, so könne sie nicht weiter leben. Sofort überwies er sie zu einem Neurologen und Psychiater, der ihr mit Diagnose einer schweren Depression mit fehlendem Lebensmut und Schlafstörungen ein *Antidepressivum** und einen *Tranquilizer** als Schlafmittel zur Nacht verordnete. Mit dieser Medikation schleppte sie sich ein weiteres Jahr durch die Schule, während die Disziplinarschwierigkeiten bei den Kindern zunahmen. Als sie die Tranquilizerdosis wegen erneut schlechten Schlafes selbständig erhöht hatte und zunehmend in der Schule als apathisch aufgefallen war, nahm ein beherzter Kollege sich ihrer an und erreichte, daß sie stationär zu uns in die Klinik kam.

Systematisch gesehen, stellt sich der Verlauf dieser Tinnituserkrankung kurzgefaßt wie folgt dar: 1. Die Patientin erleidet einen Hörsturz mit Tinnitus. 2. Die Infusion scheint die Hörminderung gebessert zu haben. 3. Der Tinnitus ist durch die Infusionen nicht zu bessern. 4. In der Folge entwickelt die Patientin viele Ängste. 5. Die Tinnituskrankheit wird immer schwerer. 6. Die professionellen Behandler stellen dies ebenfalls fest, ohne etwas tun zu können. 7. Ein medizinischer Laie nimmt die Sache in die Hand.

Psychosomatische Fallinterpretation

Was können wir über diese Patientin aus der Krankengeschichte entnehmen? – An sich recht wenig, außer, daß die Patientin offenbar sehr verängstigt und hilflos ist, und daß sie mit gestörtem Eßverhalten und Depressionen auf das angstmachende Tinnitusproblem reagiert. Die psychosomatische Befunderhebung mit den dafür typischen Analysen und Interpretationen ergibt aber ein viel reicheres, informativeres Bild:

Die Patientin war heimlich in den Schulleiter verliebt, ohne dies ansprechen zu können. Einmal warf ihr der Schulleiter in einem Streit vor, sie würde ihre Arbeit nachlässig machen. Zu unrecht, wie sich herausstellte; es drehte sich aber hierbei um unterlassenen Vertretungsunterricht, der ihr gar nicht mitgeteilt worden war, da der für die Mitteilung zuständige Kollege plötzlich erkrankt war. Ergebnis des sehr heftigen Wortwechsels war eine offizielle Rüge und der Vorwurf, sie sei uneinsichtig. Ergebnis war aber auch das unglückliche Gefühl zurückgewiesener Liebe. In *dieser* Situation traten die Hörminderung und der Tinnitus auf.

Warum hat dieser Streit die Patientin so stark getroffen? Und kann dies überhaupt der *Grund* für Hörsturz und Tinnitus sein?

Die Patientin hatte versucht, ihrem Schulleiter durch perfekte Arbeit zu imponieren, sich unentbehrlich zu machen. Auf diesem Wege hoffte sie, ihn auf ihre Liebe aufmerksam zu machen, die sie offen nicht mitteilen konnte. Ihre bisherigen persönlichen Beziehungen waren im wesentlichen unglücklich verlaufen, ja gescheitert. Als Kompensation hatte sie ihre ganze Kraft in die Arbeit gesteckt und versucht, die *perfekte* Lehrerin zu sein.

Auch im Elternhaus war immer hohe Leistung gefordert worden; bei sehr guten Erfolgen gab es auch Belohnungen, etwa Süßigkeiten für das Kind, Geld für die Jugendliche. Nähe zu den Eltern hatte es aber nicht gegeben, auch keine Umarmung oder Gute-Nacht-Kuß. Die Mutter war vermutlich froh gewesen, daß sie sie in Ruhe gelassen und ihre Karriere nicht gestört hatte. Sie hatte *nie Gehör gefunden,* war eigentlich gar nicht beachtet worden, hatte immer Angst gehabt, übersehen zu werden. Sie mußte schon früh vernünftig sein und hatte immer im Haushalt viele Pflichten gehabt. Als einziger hatte ihr der Großvater zugehört und sie auch mal getröstet. Übrigens hatte er auch Ohrgeräusche gehat und war so sehr schwerhörig gewesen, daß man immer laut reden mußte.

Sie hatte das Gefühl, keiner würde sie wirklich lieben, daher hatte sie immer wenigstens auf Anerkennung ihrer Arbeit gehofft. Sie zweifelte auch daran, ob sie ein gewolltes Kind war; manchmal kam sie sich nur störend und überflüssig vor. Wenn man jetzt auch noch in der Schule ihre Leistung in Frage stellte, wußte sie überhaupt nicht mehr, wofür sie noch leben sollte.

Andererseits hatte sie große Angst, daß die Durchblutungsstörung noch mehr kaputt machen würde, daß sie sterben könnte und daß sie daran auch selbst Schuld wäre. – Von uns wollte sie wissen, weshalb wir uns nach all diesen Faktoren erkundigten, denn dies hatte mit ihrem Tinnitus doch nichts zu tun; der war ja durch die Durchblutungsstörung aufgetreten. Hoffnung, daß es sich bessern würde, hatte sie nicht, sie nahm an, es werde alles nur noch schlechter werden. An schwere körperliche Erkrankungen konnte sie sich nicht erinnern, öfter mal eine Erkältung, sonst nichts Gravierendes.

Puzzlearbeit

Wir wollen nun dieses Puzzle, so gut es geht, zusammensetzen: Diese Patientin hatte in ihrer Familie eine sehr unsichere Bindung, besonders an die Mutter – aber auch der Vater war für sie nicht wesentlich in Erscheinung getreten. Echte, haltbare Gegenüber, weiblich wie männlich, gab es also nicht und damit auch wenig Erfahrungen, die sie für neue Beziehungen hätten reifen lassen können. Einzig galt Leistung etwas in der Familie, frustriererderweise aber nur als Belohnung, nicht als Liebe, Körperkontakt usw. Die Patientin konnte aber nicht die Hoffnung aufgeben, vielleicht doch irgendwann einmal durch ihre Leistung Liebe bei jemanden zu erringen. Aber ihre bisherigen Lebensenttäuschungen hatten sie stumm gemacht, andere Gestaltungsmöglichkeiten zum persönlichen Glück, außer den Leistungsbemühungen, sah und fühlte sie nicht. Sie wurde dabei in ihrer Perfektionssuche von anderen oft abgelehnt; hinzukam, daß ihre etwas provokante Art in der Kommunikation mit anderen nicht selten zu Streit und Konflikten führte: Sie wollte eben unbewußt auf sich aufmerksam, sozusagen etwas Lärm um sich machen, konnte dies aber für sich selbst nicht bemerken oder so einordnen. (Dieses Provozierende schien auch in die Arzt-Patient-Beziehung einzuwirken; ihre behandelnden Ärzte waren schnell ungeduldig und unterschwellig aggressiv, ohne damit umgehen zu können.)

Im Streit mit dem Schulleiter brach dann für die Patientin ihre ganze Welt und Zukunft zusammen; wir können annehmen, daß sie sich sozusagen *gegen seine Worte schützen* wollte: *Symbolisch* ist der Hörsturz oft als Schutzmaßnahme durch Stummschaltung des Ohres zu sehen, ohne daß wir die exakten pathophysiologischen Abläufe im Einzelnen schon befriedigend verstehen würden. Es gibt aber Hinweise darauf, daß zur Vermeidung einer „Hörkatastrophe" nervliche Alarmreflexe existieren, die also eine solche Stummschaltung des Ohres bewirken könnten. Wohl können dabei *Milieuänderungen** um die Sinneszelle und auch Sauerstoffmangel auftreten, um eine anhaltende Durchblutungsstörung handelt es sich dabei aber nicht.

Als weitere Leitschiene oder als „Modell" für den Weg dieser Reaktion auf die „Bedrohung" (durch die Worte des Schulleiters) im Körper mag auch der Großvater (früher die einzige Zuflucht für das Kind) gedient haben: Hatte der es nicht auch so gemacht – schwerhörig werden und Tinnitus, also „Eigenes" hören?

Es klingt aber im Symptom Tinnitus auch an, daß sich diese Frau kein Gehör bei anderen schaffen kann..

In all diesen Interpretationsansätzen steckt etwas Wahrheit, ein Stück Realität der Patientin, und diese Wahrheit als ein psychosomatisches Verstehen hätte möglichst weit an den Anfang der Behandlung gehört, also während oder nach der Infusionstherapie, um die beschriebenen Irrwege vermeiden zu können. Wie solch ein Anfang aussehen könnte, wollen wir uns modellhaft im Folgenden anschauen. Zentrales Thema ist das gute „Counselling".

Das ärztliche Counselling

Das Wort „Counselling" kommt aus dem englischsprachigen Raum und bedeutet „Beratung, Verständnis- und Bewältigungshilfe in der Krankheit, Diagnostik- und Therapieplanung und Betreuung auch über längere Zeit".

Dem ärztlichen Erstgespräch im Arzt-Patienten-Kontakt und der Ersteinschätzung des Tinnitus aus der Erfahrung des Arztes kommt dabei hohe Bedeutung zu. Gerade die Fragen des Patienten, mit denen er erstmals in die Sprechstunde kommt und die selten mit Worten gestellt werden, entscheiden häufig die Therapiewirksamkeit mit:

– Hat der Arzt wirklich Zeit für mich?
– Sieht er mich überhaupt?
– Wird er mir zuhören?
– Ist er mir sympathisch?
– Macht er einen standfesten, sicheren Eindruck auf mich?
– Kennt er sich mit Tinnitus aus?
– Kriegt er mit, was mit mir los ist?
– Wie wird er mit meiner Angst umgehen?
– Wie ist seine Diagnose?
– Stellt er auch wirklich die richtige Diagnose?
– Wenn er auch nicht weiter wissen sollte, was macht er dann mit mir?
– Kann ich ihm wirklich sagen, was ich als medizinischer Laie über meine
   Krankheit denke oder fühle?
– Sollte ich ihm meinen Plan, den ich ja auch erst bruchstückhaft habe, mit-
   teilen?

Diese Fragen gehen dem Patienten im Wartezimmer unaufhörlich durch den Kopf, und wenn der Patient an der Reihe ist und der Arzt „Guten Tag" sagt, stellt der in seiner Art, mit seinem Wesen und allem, was der Patient von ihm mitbekommt, die Antwort darauf dar.

Dieser erste, im wesentlichen nonverbale Kontakt schafft das Fundament der Arzt-Patient-Beziehung. Der Arzt muß für diesen Moment bereit und frei, ganz da sein und alles Hindernde, z. B. das, an wen oder was ihn dieser Patient erinnert, beiseite zu stellen versuchen.

Dieses alles nimmt der Patient ohne Worte wahr, und wenn der Patient sicher ist, daß der Arzt jetzt wirklich für ihn „da" ist, wird er ihm viel über sich erzählen. Andernfalls wird er das auswählen, von dem er glaubt, daß dieser Arzt es für wissenswert hält oder wird nur die vom Arzt gestellten Fragen beantworten. Es ist dabei gut, wenn der Patient weiß, wieviel Zeit er in der Sprechstunde hat.

1. Counselling heißt: Hinhören

Der Arzt soll bei Unklarheiten nachfragen und sich versichern, daß er den Patienten richtig verstanden hat, und er soll dem Patienten zusammenfassend darstellen, so wie er ihn verstanden hat. Der Patient braucht im weiteren das Gefühl, daß sein Problem beim Arzt richtig angekommen ist.

2. Counselling heißt: Übereinstimmung über die subjektive Realität des Patienten zu erzielen.

Es ist wichtig, den Patienten frühzeitig zu fragen, welcher Art seine eigenen Annahmen zum Krankheitsgeschehen und seine Pläne zur Besserung sind.

3. Counselling heißt: Die Theorien und Pläne des Patienten zum Tinnitusgeschehen kennen zu lernen.

Im nächsten Schritt geht es um Beruhigung: Nicht im Sinne des Bagatellisierens (z. B.: „Alles halb so schlimm") oder der Flucht nach vorne („Das kriegen wir schon wieder hin"), sondern um die Versicherung, daß der Arzt den Patienten begleitet („Das schauen wir uns jetzt zusammen genau an").

4. Counselling heißt: Beruhigung in Begleitung (bei Diagnostik und Therapie)

Es gilt nun, die diagnostischen Schritte anzugeben und diese möglichst rasch durchzuführen. Danach müssen die Befunde genau besprochen werden. Dies muß für den Patienten nachvollziehbar, am besten am Modell geschehen.

5. Counselling heißt: Zügig zu diagnostizieren und die Befunde genau und am Modell zu besprechen.

Als nächstes ist es wichtig, zusammen mit dem Patienten, ausgehend von seiner Tinnituswahrnehmung, aus Befunden, Anamnese, Information, Körperwahrnehmung und Emotionen ein individuelles Modell zu entwickeln.

6. Counselling heißt: Mit dem Patienten zusammen ein individuelles Modell seines Tinnitusgeschehens so zu entwickeln, daß er es versteht.

Danach sind Erstbewältigungsschritte zu besprechen, also alles das, was man sofort im Sinne einer möglichen Entlastung tun bzw. lassen kann.

7. Counselling heißt: Erste Entlastungsschritte zu finden.
Schließlich ist die zum individuellen Fall passende und dem Aufwand und Erfolgswahrscheinlichkeit angemessene Therapie herauszufinden und zusammenzustellen.

8. Counselling heißt: Einen passenden und angemessenen Therapieplan aufzustellen.
Danach folgt die Anwendung im Sinne einer intensiven Betreuung.

9. Counselling heißt: Betreuung über Wochen, Monate, ggf. auch Jahre, solange es indiziert ist, unter Beachtung der Punkte 1 bis 8.
Dabei kann der Arzt die Betreuung im Einverständnis mit dem Patienten auch an einen anderen kompetenten Ansprechpartner, z. B. an einen Psychologen und Hörtherapeuten, delegieren; er muß selbst aber für die Fragen des Patienten, die insbesondere das HNO-Fachgebiet betreffen, immer ansprechbar bleiben.

Medizinische Basissätze

Folgendes Wissen sollte der Arzt beherzigen und dem Patienten gegenüber zu dessen Beruhigung vertreten:

☐ Es ist nicht bewiesen und nach wissenschaftlichem Stand auch eher unwahrscheinlich, daß ein Hörsturz mit oder ohne Tinnitus durch eine Durchblutungsstörung hervorgerufen wird. Dasselbe gilt für einen Tinnitus ohne Hörverschlechterung.

☐ Arteriosklerose ist kein begünstigender Faktor für ein isoliertes Tinnitusgeschehen oder für einen Hörsturz.

☐ Ein chronischer Verlauf bei Tinnitus ist grundsätzlich nicht durch das ständige Weiterbestehen einer Durchblutungsstörung verursacht.

☐ Tinnitus ist kein Hinweissymptom für Folgekrankheiten mit gestörter Durchblutung, wie z. B. Schlaganfall.

Das bedeutet für die Behandlung chronischer Tinnitusformen:

☐ Die Durchblutung des Innenohres funktioniert ausreichend.

☐ Durchblutungsfördernde Medikamente sind entbehrlich, weil keine Indikation besteht.

☐ Die Durchblutung ist auch dann in Ordnung, wenn der chronische Tinnitus zeitweilig lauter wird. Die Gründe für das Lauterwerden sind Modulationen in *neuronalen** Netzen und der Hirnrinde.

☐ Das tinnitusfreie Ohr ist auch dann noch gesund, wenn dort der gleiche Tinnitus wie im anderen Ohr zeitweilig mit-gehört wird. Die Gründe sind funktioneller Art, zu beachten ist anatomisch der teilweise gekreuzte Verlauf der Hörbahn.

Wenn Patienten diese Themen mit ihren HNO-Ärzten besprechen wollen, sollten sie wissen: Viele dieser Erkenntnisse sind erst seit kurzem bekannt, so daß sie noch nicht immer Eingang in Lehrbücher, Kongresse usw. gefunden haben. Es gibt immer *Einzelfälle,* bei denen die Erkrankungszusammenhänge anders sind, als hier verallgemeinernd dargestellt. Dies zeigt sich dann meist in speziellen Befunden. Und: Ärzte sind nur *gute* Ärzte, wenn sie lebenslang weiter lernen. Die meisten sind dankbar, wenn sie neue, wissenschaftlich abgesicherte und empirisch evidente Informationen erhalten.

Wir wollen uns jetzt mit dem Wissen um ein gutes Counselling erneut dem Fall von Frau Z. zuwenden.

Da dieser Behandlungsweg bis zum geschilderten Zeitpunkt der stationären Aufnahme ja nicht zurückgedreht werden kann, möchten wir unsere kritische Haltung zu dieser Behandlung auch nicht in Form einer „Schelte" vermitteln, sondern die Behandlung von Frau Z. noch einmal auf unsere Weise nachspielen, so, als würde sie jetzt in die Praxis kommen:

Frau Z: Ich kann seit fünf Tagen rechts nicht mehr richtig hören, habe ein dauerndes furchtbares Piepen!

[Es wird zuerst ein Audiogramm angefertigt, der Befund lautet: Hochtonhörverlust rechts. Der Tinnitus wird mit 6000 Hz bestimmt.]

Arzt: Der Hörbefund – sehen Sie hier diese abfallende Linie – deutet auf einen Hörsturz hin, d.h., daß die Sinneszellen in diesem Bereich zur Zeit geschwächt sind und so ihre normale Arbeit nicht durchführen können. Bei der Mehrzahl der Patienten kommt es zu einer raschen Erholung innerhalb von vierzehn Tagen unter strikter Ruhe; ich werde Sie daher unbedingt krank schreiben.

Bewährt haben sich auch Infusionen, die die Ernährungsverhältnisse im Innenohr im Sinne einer Stärkung verbessern. Da diese Infusionen langsam laufen sollen, über mehrere Stunden und die Ruhe am besten gewährleistet ist, wenn man aus dem beruflichen und häuslichen Rahmen mit all seinen sichtbaren Aufgabenstellungen herauskommt, empfehle ich Ihnen die stationäre Therapie für erst mal zehn Tage.

Frau Z.: Wodurch kommt denn so ein Hörsturz?

Arzt: Es gibt verschiedene Gründe. Wir werden uns in den nächsten Tagen in aller Ruhe anschauen, welche Gründe bei Ihnen zum Hörsturz geführt haben. Häufig ist es ein komplexes Geschehen aus mehreren Faktoren: Wir brauchen dazu eine genaue Krankheitsanamnese, in welcher Situation der Hörsturz aufgetreten ist, welche Belastung es in Ihrer jetzigen Lebenssituation gibt, welche Kraftquellen Ihnen zur Verfügung stehen, wie Sie normalerweise hören usw.

Frau Z.: Sie glauben also, daß das nicht so schlimm ist, das es wieder in Ordnung kommt? – Da habe ich aber schon anderes gehört!

Arzt: Eine genaue Vorhersage, in welchem Umfang die Hörzellen sich bei Ihnen wieder erholen, kann ich leider nicht machen. Aber die Ruhe und die stationäre Infusionstherapie, zusammen mit den Gesprächen, die wir noch führen werden, das hat sich bestens bewährt. Und auch eventuelle Reststörungen im Bereich der Hochtonaufnahme oder des Ohrgeräusches werden durch die Möglichkeiten der Hörverarbeitung in der Wahrnehmung in der Regel innerhalb weniger Wochen normalisiert, ggf. wird dazu noch ein spezielles Hör- und Wahrnehmungstraining benötigt. Ich nehme also einen Hörsturz sehr ernst, um den Sinneszellen optimale Erholungschancen zu geben.

Frau Z.: Ich habe aber in der Zeitung gelesen, daß ein Hörsturz auch Anzeichen für einen Tumor oder für einen Schlaganfall sein kann; darauf gehen Sie ja gar nicht ein!

Arzt: Die Untersuchungen, die wir in den nächsten Tagen noch machen und die ich Ihnen vorher jeweils noch erklären werde, können spezifisch hinweisen, wenn es einen Tumor im Verlauf der Hörbahn geben sollte. Tumoren der Hörbahn sind aber außerordentlich selten und übrigens fast immer gutartig und operabel. Die bisherigen Befunde und der Verlauf deuten aber bei Ihnen nicht darauf hin. Wenn sich solche Befunde einmal bei einem Patienten ergeben sollten, spreche ich aber immer offen darüber. Was den Schlaganfall angeht: Tinnitus oder Hörsturz sind als Krankheit von völlig anderer Art als ein Schlaganfall. Ein Zusammenhang existiert hier nicht. - Auch Arteriosklerosepatienten haben nicht öfter Tinnitus als andere Menschen, denn eigenartigerweise können sich die Cholesterinkristalle und ähnliche Stoffe in der Innenohrarterie nicht an der Wand festhalten wie in anderen Arterien. Dies ist wissenschaftlich gesichert, z. Zt. untersucht man, warum das so ist.

Frau Z.: Dann ist mein zu hohes Cholesterin also für mein Ohr nicht riskant?

Arzt: Nein, für das Innenohr selbst nicht. Für den Schutz anderer Gefäße sollte das Cholesterin natürlich nicht übermäßig hoch sein.

162

In diesem Gespräch ist Frau Z. kaum provokant; sofern sie im weiteren Verlauf doch so auftreten sollte, sollte der Arzt ihr mitteilen, daß er eine solche Empfindung von ihr wahrnimmt und sie fragen, ob sie dies bestätigen könne und worauf sich das beziehen könnte.

Diese Gesprächstechniken, in denen auch Übertragungen von Patientengefühlen auf den Arzt mit dem Patienten besprochen werden, und die Fähigkeit des Arztes, seine Reaktion hierauf in der Gesamtheit seiner eigenen Gefühlswelt sicher zu entdecken, sind einigen Ärzten in die Wiege gelegt. Die meisten allerdings müssen und sollten sich erst in Selbsterfahrung und Fortbildung, z. B. auch in den sog. *„Balintgruppen"**, darum bemühen.

Dieses Thema ist deshalb bei unserem Fall, Frau Z., so wichtig, weil sie offensichtlich dazu neigt, Auseinandersetzungen so zuzuspitzen, daß ihr jeweiliges Gegenüber die Beziehung oder den Kontakt abbricht oder ihr gegenüber in eine ablehnende Haltung kommt. In der Folge gerät sie dann, allein gelassen, in Angst. Der Arzt muß aber verstehen, daß Frau Z. sich ja nur deshalb so verhält, weil sie auf sich aufmerksam machen, weil sie nicht übersehen werden will, so wie dies in ihrer früheren Familiensituation für sie verständlicherweise kaum auszuhalten war. Ihre Unsicherheit verändert sich aber durch nur *ein* gelungenes Arztgespräch noch nicht vollständig, sie wird auch in den Folgewochen immer noch etwas „Lärm" machen, um bemerkt zu bleiben.

Wichtig ist aber, daß sie ihre *Angst* tatsächlich mitteilen kann, und der Arzt damit *ehrlich* umgeht. Frau Z. will ja wirklich wissen, ob der Arzt bei Tinnituserkrankungen nicht vielleicht doch unsicher wird und woher er seine Zuversicht nimmt. Frau Z. wird immer besser verstehen, daß ihre Innenohrdurchblutung in Ordnung ist und ein Lauterwerden andere Gründe als „schlechte Durchblutung" hat. Auch wird es zwischen Tinnitus und Körpergewicht keine Bedeutungskoppelung geben, so daß vermutlich keine besondere Störung im Eßverhalten auftreten wird. Wenn doch, wird dies nicht als Katastrophe behandelt, sondern als weitere Störung angesprochen, die mit dem Tinnitus nichts zu tun hat.

Im weiteren Behandlungsverlauf wird nun die Infusionstherapie stationär durchgeführt und die psychosomatische Anamnese in weiteren Gesprächen erhoben, um zu einer vollständigen Diagnose zu kommen. Wahrscheinlich wird sich das Krankheitsbild bei Frau Z. sehr gut bessern; vielleicht bleiben Reststörungen, die aber schnell habituieren. Schließlich wird eine nachfolgende Psychotherapie hier notwendig und sinnvoll sein, um die deutlich gewordene Beziehungsstörung zu behandeln.

Sollten sich unter der Ruhephase und der Infusionstherapie die Sinneszellen aber nicht ausreichend erholen, folgen dann Funktionstests der äußeren Haarzellen auch mit der Fragestellung, ob die Indikation für eine folgende *HBO*-Therapie* gegeben ist, (d. h., ob der über die Blutbahn zum Innenohr gelangende Sauerstoff zur Erholung der Sinneszellen nicht ausreicht und daher das Sauerstoffangebot erhöht werden muß).

Bleiben nach diesen Therapien doch Reststörungen, so ist als nächster Schritt eine intensive Betreuung durch den Arzt, ggf. auch durch den Psychologen nötig, die Hilfestellung zum Aufbau größtmöglichen Gelassenheit gegenüber den Ohrgeräuschen gibt. Wenn nämlich emotionale und vegetative Reaktionen auf das Ohrgeräusch gering bleiben, ist ein Nachlassen der Aufmerksamkeit auf den Tinnitus sehr wahrscheinlich, eine Habituation erfolgt dann meist innerhalb der ersten drei Monate. Da die Patienten im Gesprächskontakt bleiben und wissen, wen sie bei Fragen, Unklarheiten, Ängsten ansprechen können, ist auch sichergestellt, daß, sollte die Habituation einmal ausbleiben, das Tinnitusgeschehen als nun chronisch komplexer Tinnitus mit der indizierten Therapie behandelt werden kann.

Wird so vorgegangen, geraten die Patienten nur ganz selten in verzweifelte Situationen, weshalb auch Tranquilizergaben weitgehend vermieden werden können. Wenn Tranquilizer aber doch einmal verschrieben werden müssen, dann ist es wegen des Suchtpotentials dieser Medikamente Pflicht des Arztes, den Krankheitsverlauf zu verfolgen und die Tranquilizerverordnung baldmöglichst zu beenden, ggf. geeignete langfristige Maßnahmen wie Psychotherapie, stationäre Aufenthalte usw. einzuleiten.

Diese Ausführungen und die kritische Haltung zu dem bei Frau Z. tatsächlich abgelaufenen therapeutischen Prozedere sollen ein engagierter Appell für ein radikales Umdenken in der Diagnoseerhebung sein: ein Plädoyer für die Erhebung einer vollständigen Diagnose, für die intensive ärztliche Aufmerksamkeit auf die Erstbegegnung, für die Erarbeitung diagnostischer Hinweise aus der Arzt-Patient-Beziehung und für einen individuell-therapeutischen Prozeß.

12.
Teamarbeit

Manfred Nelting, Lydia Thimm

Wenn ein Patient neu in unsere Klinik kommt, wird er von den Therapeuten seines Behandlungsteams in Einzelgesprächen bzw. Untersuchungen aufgenommen.

Am Beginn steht immer das *ärztliche Erstgespräch* mit der HNO-ärztlichen Voruntersuchung. Es folgt die HNO-ärztliche Diagnostik. Danach finden Gespräche mit der Hörtherapeutin und dem Psychologen statt und schließlich das ärztliche Zweitgespräch mit Befunderklärung. Die Bewegungs- und Körpertherapeutin nimmt den Patienten in der Gruppenstunde auf, da sie den Patienten bei Übungen in Bewegung und Haltung sehen muß. Danach wird der Patient dem HNO-ärztlichen Chef- oder Oberarzt vorgestellt, werden die Spezialdiagnostik festgelegt und die Indikation von Hörhilfen besprochen.

Nach Durchführung der Spezialdiagnostik und ggf. spezieller manueller Diagnostik werden die Fakten aus den einzelnen Fachgebieten schriftlich zusammengefaßt und zwischen den Therapeuten ausgetauscht.

Alle Therapeuten dieses Patienten treffen sich dann zusammen mit dem Chef- oder Oberarzt der Psychosomatik zum sog. „Modellteam". In dieser Teamsitzung soll aus allem, was über den Patienten bekannt bzw. mit ihm erlebt worden ist, ein lebendiges Bild seiner selbst entstehen und daraus ein „Modell" dieser individuellen Krankheitszusammenhänge mit Klärung der Therapieziele entworfen werden. (Bei dieser Sitzung werden die HNO-ärztlichen Fakten sowie die biographischen Daten des Patienten bei allen Teilnehmern als nunmehr bekannt vorausgesetzt.)

In dieser Sitzung beschreiben alle Therapeuten ihre ersten Eindrücke, ihre Erlebnisse mit den Patienten und die Gefühle, die der Patient in ihnen ausgelöst hat. Dabei kann es vorkommen, daß alle Therapeuten über ähnliche Gefühle berichten, oder aber, daß völlig gegensätzliche Wahrnehmungen vorhanden sind; manchmal hat auch *jeder* Therapeut eine andere Wahrnehmung, ganz zu schweigen davon, daß ein Patient (eine Patientin) auch von weiblichen Therapeuten ganz anders als von männlichen Therapeuten erlebt werden mag.

Die Zusammenführung der Wahrnehmung mehrerer Therapeuten führt zu einem besseren Einblick in die Welt des Patienten. Dieses Vorgehen ist für einen Laien vielleicht anfangs schwer verständlich, für Therapeuten ist es aber äußerst hilfreich. Die Beobachtung, Wahrnehmung und Zusammenfassung dieses Prozesses ist Aufgabe des psychosomatischen Leiters (d.i. der Chefarzt oder Oberarzt).

Wenn die Struktur und Dynamik dieses Prozesses klar geworden sind, wird die Bedeutung einzelner Befunde und Erlebnisse des Patienten meist sehr deutlich, und es entsteht ein Modell der Wirkfaktoren des Krankheitsgeschehens. Daraus ergibt sich das *Therapieziel* des stationären Aufenthaltes und die *Wahl des therapeutischen Vorgehens,* um dieses Ziel zu erreichen.

Prozeß und Modell ergeben aber auch die Grundlage, auf der die verschiedenen Therapeuten zusammen arbeiten und ihre Therapien aufeinander abstimmen können. Das individuelle Modell und die Therapieziele werden dem Patienten nach der Teamsitzung soweit erklärt, daß der Patient die nächsten Schritte versteht und er optimalerweise wesentliche Elemente des Modells als für sich akzeptabel nachvollziehen kann. Dies ist nicht immer in einem Schritt erreichbar.

Die Therapieabstimmung wird über verschiedene Ebenen erreicht. Zum einen treffen sich die Therapeuten regelmäßig zur Teamsitzung zweimal pro Woche; zum anderen berichtet der Patient, wenn er bei einem Therapeuten ist, auch häufig von den anderen Therapien. Dabei gibt er natürlich seine subjektive Wahrnehmung weiter. Um die Darstellung des Patienten richtig verstehen zu können, müssen alle Therapeuten sich, ihre Therapieverfahren und die Art des anderen, sich darin zu bewegen (also den Therapiestil), gut kennen.

Dies erreichen wir in unserer Klinik einerseits durch die *interne Fortbil-*

dung, in der ein Therapeut die anderen Therapeuten jeweils an seinem Verfahren teilnehmen läßt, oder auch dadurch, daß ein Therapeut an Patiententherapien – wie ein Patient – teilnimmt bzw. die Patienten in sog. Ko-Funktion oder als Beobachter bei anderen Therapeuten begleitet.

Durch verschiedene *Supervisionen*,* aber auch durch vielfältige Privatkontakte kennen sich unsere Therapeuten untereinander gut, haben sich schätzen gelernt (auch durch intensive Auseinandersetzungen) und achten sich in ihren Eigenarten.

Dies hilft den Therapeuten sehr, Reaktionen des Patienten auf die Therapie der Kollegen zu verstehen und die eigene Therapie hier anknüpfen zu lassen (dies haben wir bereits im Falle des Herrn X. beschrieben).

Die Teamkommunikation untereinander ist auch deshalb so wichtig, weil jeder Patient die Art, wie er seine Umwelt sieht, wie er auf sie zugeht oder sich zurückzieht, Beziehungen gestaltet und Positionen in der Klinikgemeinschaft bezieht, natürlich in die Klinik mitbringt (s. Kapitel 1). Auch hier weist er Patienten, Therapeuten und anderem Klinikpersonal möglicherweise bestimmte Rollen zu, wie dies im Alltag geschieht. Als Therapeuten können wir hier teilweise unbewußte Muster erkennen, nach denen der Einzelne sein Umfeld gestaltet. Krankhafte oder behindernde Prozesse können so deutlich und die Teamtherapie hier hilfreich darauf eingestellt werden, um gesunde Änderung zu ermöglichen.

Diese Umfeldgestaltung wollen wir kurz am Beispiel einer schweren Erkrankung zeigen. Für Therapeuten sind an diesem Beispiel die besonderen Möglichkeiten stationärer Therapie bei strukturellen Ich-Störungen erkennbar:

Fallbeispiel Frau M.

Frau M., eine Studentin von 25 Jahren, war in die Tinnitus-Klinik aufgenommen worden. Da sie nicht ambulant voruntersucht war, ergab sich für sie unmittelbar das Problem, der Gruppe eines *männlichen* Psychologen zugeteilt worden zu sein, was aufgrund einer zurückliegenden Mißbrauchserfahrung für sie nicht annehmbar war. Eine weibliche Psychotherapeutin stand zu diesem Zeitpunkt gerade nicht zur Verfügung. Daher wurde gemeinsam vereinbart, Frau M. wieder zu entlassen und baldmöglichst erneut aufzunehmen.

Kurze Zeit später (– die Patientin hatte inzwischen auch mit einer Psychotherapeutin am Heimatort erste Gespräche führen können –) konnte dann eine stationäre Behandlung mit Therapie bei einer Psychologin/Psychotherapeutin durchgeführt werden. Die Patientin schilderte ihre erhebliche Verärgerung über die ersten Erfahrungen mit der Tinnitus-Klinik und meldete deutliche Vorbehalte bezüglich des bevorstehenden Aufenthaltes an. Am Ende des psychologischen Vorgesprächs wurde aber gemeinsam beschlossen, trotz der von der Patientin als schwierig und als Wagnis empfundenen Startbedingungen die Behandlung zu beginnen.

Die Ohrgeräusche waren seit einem Jahr linksseitig und zwei Monate nach den ersten Auftreten auch rechtsseitig „wie aus dem Nichts heraus" aufgetreten und seither subjektiv als zunehmend erlebt worden. Neben dem dauerhaften Grundrauschen waren *intermittierend* Pfeiftöne vorgekommen; verschiedentlich waren zusätzlich Ohrdruck sowie ein Knattern im Ohr aufgetreten. Die Ohrgeräusche wurden vor allem in Ruhe und bei Entspannung als lauter und belastender empfunden.

Neben den Ohrgeräuschen berichtete die Patientin von verschiedenen Begleitsymptomen, wie zunehmende Nervosität, Konzentrationsschwäche, ausgeprägte Geräuschempfindlichkeit, depressive Verstimmung sowie eine quälende Durchschlafstörung. Im Mittelpunkt des emotionalen Erlebens stand eine massive Angst vor unaufhaltsamer Verschlimmerung der Symptomatik. Frau M. fühlte sich durch die Geräusche grundlegend und umfassend bedroht. Zentral wurde in diesem Zusammenhang die subjektiv erlebte *Ohnmacht,* nichts gegen die Krankheit tun zu können, empfunden. Phasenweise waren auch Selbstmordgedanken aufgetreten.

Diagnostisch handelt es sich hier einerseits um eine psychische Störung, deren Beginn weit zurücklag und bereits aus der nonverbalen Phase der ersten anderthalb Jahre datierte. Das Fundament der Entwicklung war gestört und brüchig, was zu instabilem Selbstbild und Eigenidentität, als auch unklaren persönlichen Grenzen geführt hatte.

Strukturelle Störungen wie diese führen oft zu panikartiger Angst, ohne daß der Patient weiß, woher sie kommen. Innerpsychisch wird dann unbewußt der Versuch gestartet, diese Angst an ein Symptom zu binden, so daß es dem nicht mit der Materie Vertrauten scheint, als käme die Angst von daher. Dadurch scheint ihr Auftreten aber verständlich, was auch ein wenig Entlastung bringen mag. In diesem Falle hatte sich die Angst nach dem Auftreten des Tinnitus an diese Symptomatik geheftet.

Das Tinnitusgeschehen andererseits wurde als *endolymphatisches Hydropsgeschehen** diagnostiziert, auch als Folge anhaltender Streß- und Ohnmachtserlebnisse, in die auch das eingangs erwähnte Mißbrauchstrauma mit hineinspielte.

Die Angst vor dem Auftreten des Tinnitus kam bei der Patientin aus der Grundangst, mit ihrer Individualität unterzugehen, quasi als Individuum zu „sterben" – sowohl bei zuviel Nähe als auch im Alleinsein (aufgrund der Instabilität der personellen Grenzen).

Psychotherapeuten stellen als zentralen Punkt der Pathologie bei strukturellen Störungen ein *funktionsschwaches Ich h*eraus, das aufgrund unzureichender frühkindlicher Bedingungen im Sinne einer *Entwicklungsstörung* nicht zuverlässig ausgebildet werden konnte. Die Folge ist u.a. eine unzureichende Differenzierung zwischen innerseelischem Empfinden und der Wahrnehmung des „Außen" durch schwache Ich-Grenzen, wodurch den Betroffenen weitgehend die Möglichkeit fehlt, Beziehungen aufzubauen, bei denen die Beziehungspartner nicht *symbiotisch** miteinander verschmelzen. Nehmen solche Menschen soziale Beziehungen zu anderen auf, entstehen starke Abhängigkeiten von diesen, da die Betroffenen gezwungen sind, diese anderen Menschen als Ersatz für fehlende innere Strukturen zu nutzen. Dabei können diese Patienten ihre Mitmenschen häufig nur als entweder

„gut/positiv" oder „böse/negativ" wahrnehmen, wobei diese Wahrnehmung in der Folge von Konflikten schnell ins Gegenteil wechseln kann. Das umgebende Beziehungsgeflecht ist somit direkt und unmittelbar in die Regulation des seelischen Gleichgewichts dieses strukturell gestörten Menschen einbezogen.

In unserem Modellteam wurden diese Zusammenhänge der strukturellen Störung und des endolymphatischen Hydropsgeschehens sowie ihre Verknüpfung erkannt. Sie ergaben die Grundlage für ein gemeinsames Verständnis der besonders schwierigen psychischen Situation von Frau M. Dadurch wurde die Aufmerksamkeit der Behandler auf einige zentrale Aspekte gerichtet und das Team wurde für die zu erwartenden Konflikte und Komplikationen sensibilisiert. Die Tinnitussymptomatik wurde auch als ein *Signal für eine Bedrohung der Identität* durch zu viel Nähe oder einen vorwegphantasierten Verlust verstanden; der Schwerpunkt der Behandlung sollte daher auf allen Ebenen zu einer *Stärkung des Ich* und insbesondere der Ich-Grenzen führen:

1. Während der *Massage* und der *Körpertherapie* sollte die Aufmerksamkeit auf die Wahrnehmung des Körpers und der Körpergrenzen gelenkt werden. Die Patientin solle dadurch eine bewußtere Wahrnehmung der eigenen Person lernen, was wiederum langfristig eine sichere Unterscheidung von Wahrnehmungen des „inneren" Geschehens vom „Außen" ermöglichen würde.

2. In der *Hörtherapie* sollte das Benennen und Zuordnen des subjektiv Erlebten geschehen, um eine differenziertere Eigenwahrnehmung zu fördern; außerdem galt es, zunehmend Ent-Ängstigung durch Kontrollzuwachs im Umgang mit dem Ohrgeräusch zu erreichen.

3. Der *Arzt* sollte immer wieder Informationen über den Tinnitus vermitteln, um ein Verständnis für das Symptom „Tinnitus" und dessen Schwankungen zu fördern; dadurch sollte die Entkoppelung des psychischen Inhalts von der Symptomatik nach und nach eingeleitet werden.

4. In der *Psychotherapie* mußte der Schwerpunkt auf die Ich-Stärkung gelegt werden. Dies konnte durch spezifische Maßnahmen wie z.B. emotional authentische Rückmeldungen oder die Vorgabe alternativer Verhaltensange-

bote (also Übernahme sogenannter Hilfs-Ichfunktionen durch den Therapeuten), etc. gefördert werden. Wichtig war es dabei, eine Balance zwischen einfühlsamen Verstehen und Akzeptanz einerseits, sowie Betonung der tatsächlichen Abgegrenztheit des Gegenübers andererseits herzustellen.

5. Für *alle Teamtherapeuten* galt der Grundsatz: wann immer es möglich war, Rückmeldungen darüber zu geben, wie Frau M. von anderen erlebt wurde, um im „Spiegel" der anderen Teilnehmer die existierenden Vorstellungen über sich zu erweitern und zu festigen. Außerdem hatten schnelle Mitteilungen von „Störungen" und Schwierigkeiten an die Psychologin zu erfolgen, damit diese im therapeutischen Prozeß aktuell aufgegriffen werden konnten.

Am Ende der zweiten Woche des Aufenthaltes von Frau M. wurde in der Teambesprechung versucht, die aktuelle gegenwärtige therapeutische Situation zu erfassen. Zu diesem Zweck hielten alle Therapeuten die auffälligen Gefühls- und Empfindungsanteile der jeweiligen Beziehungen in kurzen Beschreibungen fest. Bei diesem Vorgehen hatten alle Therapeuten für sich zu prüfen: Handelt es sich um ihre *eigenen* Gefühle, die durch das Patientengegenüber aus der Erinnerung hervorkommen, oder um eine sog. „Gefühlsübertragung" von seiten des Patienten – dadurch, daß er dem Therapeuten eine bestimmte Rolle zuweist, ihm Eigenschaften zuordnet, usw. und dies für den Therapeuten spürbar wird (s. Kap. 1). Daraus ergab sich folgendes Bild (Abb. 1):

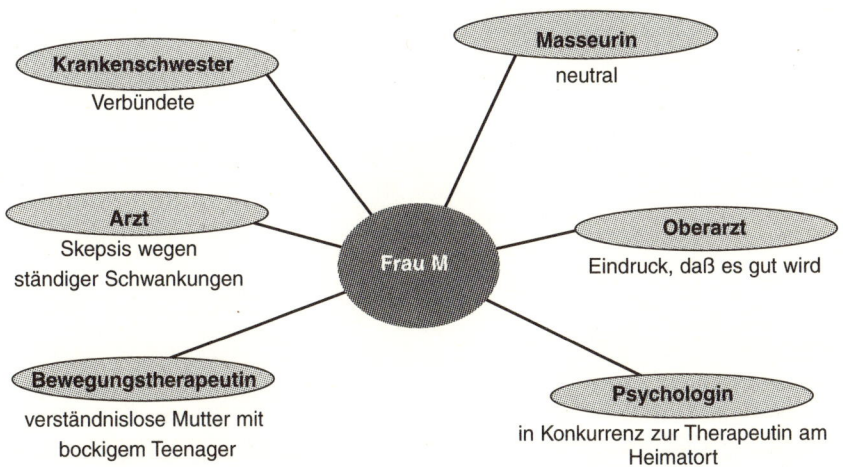

Abb. 1. Therapeutisches Beziehungsgefüge

Empfindungen und Gefühle solcher Art entstehen beim Therapeuten, wenn ein Patient (unbewußt) wichtige Personen seiner Familie oder Umgebung in der Klinik wie in einem Rollenspiel aufleben läßt und (unbewußt) den einzelnen Therapeuten solche Rollen stellvertretend für die wirklichen Personen zuweist. Geschulte Therapeuten können dann ähnliche Empfindungen erleben, wie sie die früheren Bezugspersonen dem Patienten gegenüber erlebt haben mögen. So schwer dies für einen Laien vielleicht zu verstehen ist, so unverzichtbar und hilfreich sind diese Phänomene jedoch in therapeutischer Perspektive.

Es wurden nun die wahrscheinlichen Übertragungsaspekte und Rollenzuweisungen des Patienten aus den Therapeutenempfindungen rekonstruiert. D. h., die Beziehungen wurden hinsichtlich ihres möglichen ursprünglichen Charakters, der sich nun in den gegenwärtigen Beziehungsbildungen widerspiegeln könnte, betrachtet und benannt (die Begriffe sind der Tiefenpsychologie entnommen) (Abb. 2).

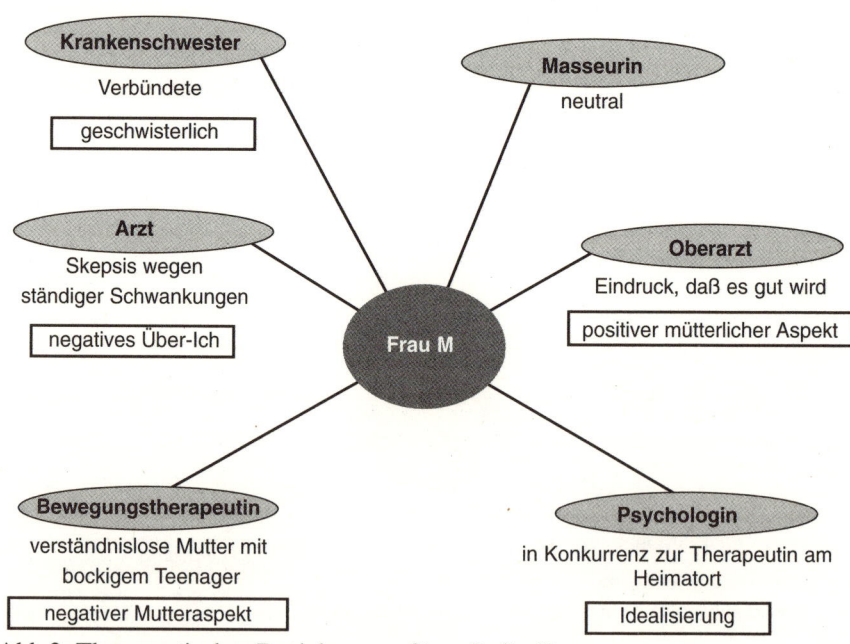

Abb.2. Therapeutisches Beziehungsgefüge, 2. Stadium

Es zeigt sich, daß in einzelnen Beziehungen sehr unterschiedliche Aspekte zugewiesen waren. Auffällig auch die Häufung der eindeutigen Zuordnung zu „positiv" und „negativ". Interessant ist bei solchen Beziehungsmustern, daß auch ohne eine solche Reflektion der Verhältnisse die Therapeuten untereinander in emotionale Auseinandersetzungen kommen können, wenn es um die Therapie einer solchen Patientin geht. Z.B. könnte die Bewegungstherapeutin zusammen mit dem Arzt dem Oberarzt und der Psychologin vorwerfen, daß sie mit ihrem Verständnis für die Patientin verhindern, daß sie in eine bestimmte Entwicklung eintritt. Oder es könnte bei Oberarzt und Psychologin ein Gefühl von Ärger eintreten darüber, „daß der Arzt und die Bewegungstherapeutin die Patientin so ablehnen" würden. Es könnte auch sein, daß alle vier die Masseurin im übertragenen Sinn angreifen und verlangen, „sie müsse jetzt endlich Stellung beziehen" oder aber, daß die „Verbündung" der Krankenschwester mit der Patientin das restliche Team wütend macht.

Alle diese durch Übertragungen der Patientin hervorgerufenen Emotionen und Auseinandersetzungen laufen impulshaft tatsächlich ab, und wenn die Therapeuten sich damit nicht gut auskennen würden und sich nicht gegenseitig ihre Gefühle und Impulse mitteilen würden, um sie als Realitäten aus der Welt der Patientin zu interpretieren, dann würden die Therapeuten sich diese Vorwürfe und Emotionen gegenseitig übelnehmen und es würden möglicherweise heftige Auseinandersetzung entstehen. Solche Auseinandersetzungen zwischen Personen des Umfeldes der Patienten finden auch tatsächlich statt. Diese Realität darf und soll impulshaft auch in der Therapeutengruppe entstehen, aber die Therapeuten können diese Situation therapeutisch nutzen, in welchem sie der Patientin ein neues stabiles Beziehungsnetz anbieten, in dem die Patientin dann neue Erfahrungen machen kann, statt immer wieder die alten Reaktionen zu erfahren.

Mit diesen neuen Erfahrungen kann die Patientin dann zunehmend auch ihre Beziehungen anders gestalten als nach dem früheren – problematischen – Konzept. Dies wollen wir in den folgenden Schaubildern zeigen, die das Beziehungsmuster um Frau M. fünf Wochen später erneut beschreiben. Folgende Darstellung (Abb. 3) gibt zunächst wie am Anfang die subjektiven Kurzbeschreibungen der Behandler wieder. (Der Oberarzt sowie der zuständige Teamarzt tauchen in dieser Darstellung nicht auf, weil sie in dieser Sitzung verhindert waren.)

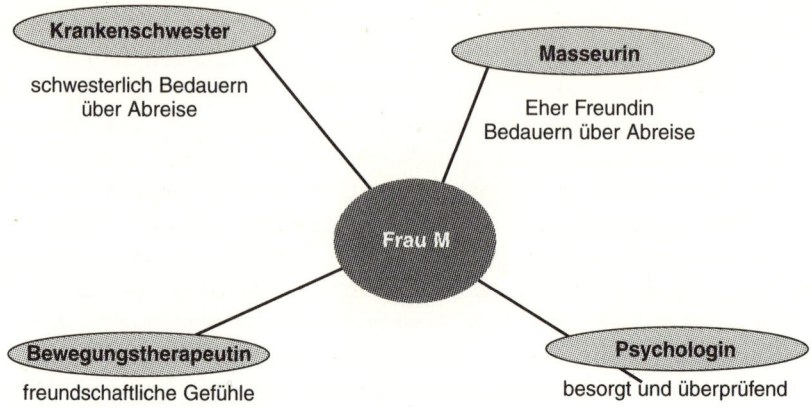

Abb. 3. Therapeutisches Beziehungsgefüge, 3. Stadium

Die anschließende Einschätzung der Übertragungs- und Gegenübertragungsaspekte veränderte das Bild (Abb. 4). Deutlich wird, daß sich die therapeutischen Beziehungen in ihren Gefühlsbesetzungen verändert haben. Die Beziehungen zwischen Patientin und den einzelnen Therapeuten sind gleichberechtigter und gleichwertiger geworden, was für einen realitätsangemesseneren Umgang mit dem Alltag bzw. dem Hier und Jetzt in der Kli-

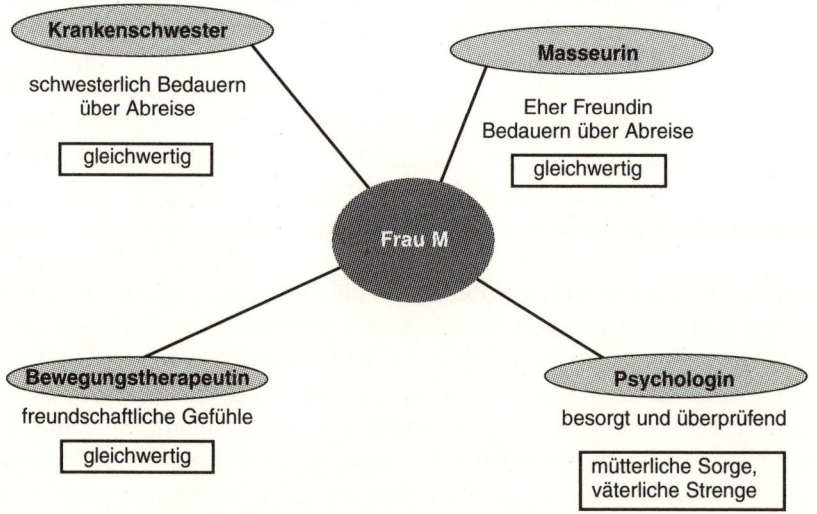

Abb.4. Therapeutisches Beziehungsgefüge, 4. Stadium

nik spricht. Die Auseinandersetzung mit starken Affekten sowie das Übertragungs-Gegenübertragungsgeschehen hat sich vorwiegend in die Beziehung zur Psychotherapeutin verschoben. Dadurch bestand für Frau M. die Chance, den Umgang mit sich und mit anderen, insbesondere in seinen wiederholt leidvollen und konfliktauslösenden Anteilen in der Psychotherapie differenzierter wahrzunehmen und besser zu verstehen. Zusätzlich konnten durch einen aktuell anderen Umgang mit diesen Anteilen neue Weichen gestellt werden; es wurden andere Lösungen angeboten und ausprobiert.

Speziell für Therapeuten seien die Vorteile eines stationären Settings bei Patienten mit strukturellen Ichfunktions-Defiziten kurz zusammengefaßt:

(1) das Beziehungsfeld ist überschaubar.
Dies ist bei dieser Patientengruppe von besonderer Bedeutung, da sie aufgrund ihrer Ich-Schwäche auf eine Stabilisierung ihrer psychischen Situation durch andere Personen angewiesen sind. Eine genaue Erfassung der Dynamik wird dadurch im stationären Setting direkt möglich.

(2) Ausweichendes Agieren kann schneller erkannt werden.
Strukturell beeinträchtigte Patienten haben die Tendenz Konfliktspannungen, Frustrationen und Ambivalenzen agierend auszuweichen. Im ambulanten Setting werden diese Anteile oft erst sehr spät erkannt, da sie zum Schutz der Therapie und des Therapeuten (sowie aufgrund des Hauptabwehrmechanismus Spaltung, der positive und negative Affektanteile scharf getrennt hält) zwischen den Stunden ausgetragen und abgebaut werden. Bei guter Absprache im Team werden die Probleme rasch erkannt und können im Rahmen der Psychotherapie sinnvoll genutzt werden.

(3) positive Erfahrungen im Hier und Jetzt.
Der überschaubare, geschützte und besser zu kontrollierende Klinikraum erhöht die Wahrscheinlichkeit, daß der Patient schnell positive Erfahrungen im Hinblick auf neues Verhalten macht; und zwar nicht nur begrenzt auf die Person des Psychotherapeuten. Dadurch erhöht sich die Wahrscheinlichkeit, daß diese neuen Erfahrungen stabiler im Erleben des Patienten verankert werden. Außerdem können strukturell gestörte Patienten durch ihre geringe Frustrationstoleranz schnell entmutigt werden; daher sind rasche und zunächst überwiegend positive Erfahrungen auch für die Behandlungsmotivation entscheidend.

Wie wirkte nun die therapeutische Arbeit mit dieser dekompensierten Patientin auf ihre geäußerten Symptome?

Der Tinnitus machte sich anfänglich immer wieder bedrohlich bemerkbar. Es war deutlich, daß Information vom Arzt – als Mann – von der Patientin innerlich nur zurückhaltend angenommen wurde; der Arzt konnte sie schwerer beruhigen und sie konnte ihm weniger gut zuhören, also Informationen aufnehmen, als es bei einer Ärztin der Fall gewesen wäre. Trotzdem war es wichtig, daß dieser Arzt zuverlässig und sicher „da" war, um die neuen oder veränderten Wahrnehmungen zu erklären.

Die Zunahme der Klarheit und Sicherheit der Beziehungsstrukturen (therapeutisch „holding-function" genannt) und der besseren Wahrnehmung der Eigengrenzen führte deutlich zu einem Rückgang der Panikanfälle. Somit *verringerte* sich auch das *Bedrohungsgefühl* durch Tinnitus, vorerst allerdings noch ohne Rückgang des Symptoms Tinnitus in der Wahrnehmung. Die therapeutische Körperwahrnehmungsarbeit im Tai Chi/ Qi Gong, in der Massage und in der Hörtherapie konnten aber das Fundament stärken (sensomotorisch gesehen gibt ein gestärktes „Körper-Selbst" eine gute Voraussetzung für stabile Ich-Strukturen), so daß darauf aufbauend in der Psychotherapie tatsächlich die Ausbildung stabilerer innerer Strukturen gefördert werden konnten. Obwohl dies im weiteren immer noch ein langer therapeutischer Prozeß ist, kann die beschriebene stationäre Therapie die Grundlage für das Gelingen das nachfolgenden Aufbaus einer ambulanten Therapiebeziehung darstellen.

Eine *Habituation* des Tinnitus ist hier erst zu erwarten, wenn bei konsequenter Weiterführung der ambulanten Psychotherapie durch Verbesserung der inneren Strukturen sich die innere Panik weitgehend verringert, bzw. nicht mehr die Notwendigkeit besteht, diese Restängste weiter an das Symptom zu binden. Der stationäre Aufenthalt ist hier also als Behandlung des dekompensierten Zustandes zu sehen, um die nachfolgende Chance zur Tinnitushabituation, die im wesentlichen dann ambulant erfolgen wird, zu ermöglichen.

Die Patientin gab bei der Entlassung an, doch etwas ruhiger geworden zu sein und besser zu schlafen zu können, weniger Angst zu haben, das Ohrgeräusch nicht mehr so bedrohlich zu erleben, und sich dem Ohrgeräusch nicht mehr vollständig ausgeliefert zu fühlen. Sie fühlte sich sicherer, weil auch nach Entlassung die Möglichkeit, mit der Klinik Rücksprache zu halten, gegeben war, und zeigte sich offensichtlich motiviert, die Psychotherapie ambulant weiter zu führen. Glücklicherweise konnte die Psychotherapie ohne große Verzögerung gleich im Anschluß an den stationären Aufenthalt am Wohnort der Patientin ambulant weitergeführt werden. Zu erwarten, und mit der Patientin auch so besprochen, war, daß hier anfänglich eine sehr intensive ambulante Psychotherapie stattfinden müsse, mit mindestens zwei Sitzungen pro Woche.

Da der Kontakt der Patientin zur Klinik weiter bestand, konnten wir erfahren, daß sich trotz vieler Schwierigkeiten in der Therapie die Gesamtsituation stabilisiert und die Tinnitussymptomatik deutlich gebessert hatte, und diese nur noch selten als Bedrohung empfunden wurde.

Die Beschäftigung mit der integrierten Teamarbeit zeigt, daß es sich hier *nicht um eine Addition von Therapien,* sondern um eine *intensive Abstimmung und Verschränkung von Therapien* handelt, die die Behandlung der beschriebenen schwerkranken Patienten erst ermöglicht.

Die reine Addition von therapeutischen Maßnahmen zeigt sich nur wirksam bei Patienten mit gelungener und kompetent weiterentwickelter Ich-Struktur ohne Dekompensation, bei denen das eigene „Ich" diese Integration zu leisten vermag. Allerdings findet sich bei diesen Patienten sowieso ein hohes Maß an Geräuschhabituation bzw. hauptsächlich der Bedarf an gutem Counselling.

Integration muß also entweder vom „Ich" oder im Falle von Störungen und Dekompensationen ersatzweise vom behandelnden Team erfolgen, im Sinne einer initialen Entlastung und Stützung mit nachfolgender Förderung und Weiterentwicklung der Ich-Funktion. Die Notwendigkeit, „Hilfs-Ich"-Funktionen durch ein Therapeutenteam bereitzustellen und durchzuführen, ist dabei oft Indikation und Merkmal stationär notwendiger Krankenhausbehandlung bei chronisch komplexem Tinnitus.

13
Zusammenfassung und Ausblick

Manfred Nelting

Tinnitus ist behandelbar:

☐ *im Akutstadium und im chronischem Verlauf,*

☐ *bei leichter Beeinträchtigung und bei schwerer Qual,*

☐ *bei Normalhörigkeit und bei Schwerhörigkeit,*

☐ *bei psychisch Gesunden und bei psychisch Kranken,*

☐ *bei Innenohrgewebeschäden und bei funktionellen Störungen des Innenohrs und der Hörbahn.*

Dies ist unsere Kernaussage.

Natürlich erfordert jeder dieser Krankheitszustände eine abgestimmte Therapie – es muß also hierfür jeweils eine Indikation vorliegen – wie auch sonst in der Medizin. Die meisten Patienten sind nach den Akuttherapien geheilt oder so verbessert, daß sich innerhalb von drei Monaten eine Ohrgeräuschhabituation einstellt (– ein gutes ärztliches Counselling vorausgesetzt). Andernfalls ist in erster Linie eine ambulante, ggf. teilstationäre Therapie erforderlich, wie dies schon beschrieben wurde.

Bei komplexen Zusammenhängen, dem Gefühl schweren Gequältseins mit Folgestörungen und Dekompensationen ist die stationäre Behandlung notwendig.

In unserem Buch haben wir dargestellt, wie wir auch bei den schwer leidenden Tinnituspatienten den jeweiligen roten Faden des Tinnitusgeschehens und das hiermit geknüpfte Netz der Zusammenhänge und Wirkungen finden und mit dem Patienten in eine entsprechend abgestimmte stationäre Therapie eintreten können.

Ausgehend von der Sehweise, daß der Mensch ein *psychosomatisches* Wesen ist, haben wird die Bedeutung auch solcher Faktoren, die vordergründig keinen Zusammenhang zum Problem Tinnitus zu haben scheinen, für das Krankheitsgeschehen hervorgehoben. Es ist deutlich geworden, daß jeder Kranke für sich steht und eine individuelle Lebens- und Krankengeschichte hat. Für alle Therapeuten heißt das, daß sie den einzelnen Patienten also erst einmal kennen lernen und sich in seine Lebens- und Krankheitsrealität einfühlen müssen. Sonst besteht die Gefahr, daß Therapeuten eine Diagnose haben, die an der Realität des Patienten vorbei geht, und der Patient eine Krankheit hat, auf der er sitzen bleibt, weil sie in unserem „Diagnosekatalog" nicht vorkommt oder wir Therapeuten sie nicht erfassen. Dann zielt auch die Therapie am Patienten vorbei oder trifft ihn falsch. Die Krankheit bleibt unbehandelt oder verschlimmert sich.

Sinnigerweise muß der Therapeut also im Beginn dem Patienten „sein Ohr leihen", also gerade mit dem Organ präsent sein, mit dem der Patient sein Problem hat.

Arzt und Patient sprechen aber möglicherweise verschiedene „Sprachen", spezielle Worte bedeuten für den Arzt dieses, für den Patienten jenes. Dabei müssen sowohl Worte als auch Eindrücke ohne Worte übersetzt werden. Dies ist für Arzt und Patient eine gemeinsame Aufgabe: Am Ende des Gespräches sollen sich beide sicher sein, daß die Übersetzung der Worte und Eindrücke jeweils gelungen ist, daß sie also zu einer gemeinsamen Sprache gekommen sind und der Arzt die Realität des Patienten erfaßt hat und dieser sich nun verstanden fühlt.

Dies ist für die Behandlung jeder Krankheit wichtig, gilt aber um so mehr, je weniger man aus Meßergebnissen den Gesamtsachverhalt der Krankheit ablesen kann. Bei Tinnituserkrankungen ist es somit zwingende Voraussetzung für die individuell passende Therapie, daß der Patient sich mitteilen kann und diese Mitteilung auch gelingt.

Wenn dies deutlich geworden ist, ist ein zentrales Ziel dieses Buches erreicht.

Unser Anliegen ist es also, ärztliche und psychologische Behandler für die „Übersetzungsarbeit" im Gespräch zu sensibilisieren und Anregungen zu geben für die Weiterentwicklung der jeweils eigenen Behandlungsarbeit.

Wir hoffen, daß sich in baldiger Zukunft weitere ambulante Tinnituszentren etablieren, die die Lotsenfunktion zu speziell notwendigen Therapien wahrnehmen und auch die ambulante Behandlung nach der Akutphase in einem hohen Standard durchführen können, wie wir es in unserer Ambulanz tun.

Mut, Hoffnung und Wirksamkeit der Therapie und der Eigenarbeit – dies wünschen wir Patienten und Behandlern gemeinsam.

Glossar

Akustische Nervosität: Gehört zur allgemeinen nervösen Überreizung, bei der in allen Sinnesorganen die Wahrnehmungsschwelle erniedrigt sein kann

Anamnese: medizinisch und/oder psychologisch erhobene Krankheitsgeschichte

Antidepressivum: Zusammenfassende Bezeichnung für Psychopharmaka verschiedener Stoffklassen, die auf medikamentösem Weg eine depressive Verstimmung bessern können

BERA: hier werden Schalleindrücke auf das Ohr gespielt und wie bei einem EEG die dadurch erzeugten Hirnströme am Kopf abgeleitet und ausgewertet. Dies dient bei uns vor allem zum Ausschluß des Akustikusneurinoms, eines gutartigen Tumors entlang des Hörnerven

Dao: Begriff aus der chinesischen Philosophie: meint ein universales Naturgesetz sowie die Wege zu einer inneren Haltung, die sich im Einklang damit befindet

Dekompensation: wird als Begriff bei Tinnituserkrankungen dann gebraucht, wenn der Tinnitus in seinem Leiden nicht mehr ausreichend verarbeitet werden kann und es zu einer fortschreitenden Einschränkung der Alltags- und Lebensfähigkeit kommt; die Symptome – Tinnitus, Konzentrationsstörungen, Schlafstörungen, Nervosität, depressive Entwicklungen u.a. bestimmend dann vorrangig den Alltag unter hohem Leidensdruck; es besteht Hilflosigkeit, diesen Zustand aus eigener Kraft zu verändern oder zu bremsen.

DPOAE: siehe OAE

EEG: Ableitung der Ströme von der Kopfhaut, die vielfach Hinweise für die Arbeit des Gehirns und seiner inneren Vernetzung geben können

Endolymphatischer Hydrops: überprall mit Endolymphflüssigkeit gefüllte Gehörschläuchelchen und/oder ähnliche Strukturen des Gleichgewichtsorgans

Feldenkrais-Methode: von dem Physiker Moshe Feldenkrais begründetes neuromotorisches Lernsystem, bei dem die Eigenwahrnehmung eine zentrale Rolle spielt

Formatio reticularis: Hirnstruktur im Hirnstamm mit wichtigen Koordinationsaufgaben, z.B. im Bereich der Sinneseindrücke

Fokussieren: die Wahrnehmung auf einen Teilausschnitt der Sinneswahrnehmung richten und den Rest ausblenden

Frenzelbrille: Beleuchtete Lupenbrille, die der Arzt dem Patienten aufsetzt, um die feinen ruckartigen Augenbewegungen (Nystagmus) z.B. im Menièreschen Schwindelanfall besser sehen zu können

HBO (Hyperbare Oxigenation): Eine Therapie, bei der unter erhöhtem Umgebungsdruck in einer Druckkammer Sauerstoff eingeatmet wird. Dabei wird zusätzlich zu dem in den roten Blutkörperchen transportierten Sauerstoff eine große weitere Menge Sauerstoff physikalisch gelöst, die leichter in schwer zugängliche oder geschädigte Gewebeanteile vordringen kann

Hyperakusis: Eine Form der Geräuschempfindlichkeit, bei der in allen Frequenzbereichen bei normalen Lautstärken Geräusche als unangenehm laut empfunden werden und dadurch körperliche, psychische und akustische Folgereaktionen auftreten können, die sich nach einem individuellen Zeitintervall wieder zurückbilden. Hyperakusis ist zu unterscheiden von *Phonophobie*, Recruitment** und *akustischer Nervosität**

Hz: Abkürzung für Hertz, eine physikalische Maßeinheit, die die Anzahl der Schwingungen pro Zeiteinheit angibt. Dadurch ist dann die Tonhöhe bestimmt. Tiefe Töne schwingen mit z.B. 500Hz, hohe Töne z.B. mit 6000 Hz

Ich-Kompetenz: Das sog. „Ich" ist nach dem Vater der Psychoanalyse Sigmund Freud Kern und Struktur in der Persönlichkeit. Das „Ich" wurde von Freud vom „Es" (damit sind z.B. die Triebe des Menschen gemeint) und vom „Über-Ich" („z.B. Gewissensinstanz) unterschieden, wobei es die Rolle des Mittlers zwischen den Ansprüchen des „Es" und den Befehlen des „Über-Ich" einnehmen soll; Ich-Kompetenz besteht dann, wenn diese Funktion i. S. auch der Selbstverwirklichung und des Selbstwertgefühls gut und kompetent erfüllt werden kann

intermittierend: Nicht dauerhaft, sondern in Intervallen auftretend

Kognitive Therapie: Unter „Kognitionen" versteht man Einstellungen zu Personen oder Gegenständen bzw. Bewertungen von Situationen oder Symptomen; nach den Vorstellungen der Verhaltenstherapie geht jedem Gefühl eine meist unbewußte Kognition voraus; daran setzt die therapeutische Intervention an und versucht, auf psychische Störungen bzw. auf das Leiden am Tinnitus über Veränderungen dieser inneren Einstellungen oder Bewertungen einzugehen

Labyrinth: Gleichgewichtsorgan (anatom.)

Laotse (oder LaoTse): chin. Philosoph, etwa 500 v. Chr.

Limbisches System: Hirnstruktur, die maßgeblich an der Gefühlsverarbeitung und -speicherung beteiligt ist

Mikroport-Anlage: Spezielles Verständigungs-Set bei starker Schwerhörigkeit, zu dem ein Empfangsteil, das mit dem Hörgerät verbunden werden kann, und ein Mikrophon-Sender beim Gesprächspartner gehört. (Mikroport ist ein geschützter Warenname der Fa. Sennheiser)

Neurootologie: Medizinische Lehre von den Vorgängen in den Nerven und Nervenvernetzungen in der Hörbahn von den Hörsinneszellen im Innenohr bis zu den Hörfeldern in der Großhirnrinde; gehört hauptsächlich zum Fachgebiet der HNO-Heilkunde, z.T. auch zur Neurologie

Neuroleptika: Psychopharmaka, die zur Behandlung bestimmter starker Erregungsszustände und von Krankheitsbildern mit Halluzinationen und Wahnideen benutzt werden; hier besteht keine Abhängigkeitsgefahr

nonverbal: wörtl. übersetzt: „nicht sprachlich"; bezeichnet diejenigen Verfahren, die nicht den Weg über die Sprache suchen, sondern z.B. über Körper, Musik, Zeichnen etc.; weiterhin meint dies allgemein die Kommunikation zwischen Menschen ohne Worte

Neurose: Lösungsversuch eines unbewältigten seelischen Konfliktes (– er muß nicht krankhaft sein, kann aber zu Probleme in der Bewältigung des Alltags führen –); nach dem Psychotherapeuten Paul Watzlawick ist Neurose der Versuch, mit „immer mehr vom Selben" ein Ziel zu verwirklichen, wo eine qualitativ andere Lösung erfolgsversprechender wäre

Nystagmus: Augenzittern durch ruckartige, unwillkürliche Augenbewegungen; dabei wird eine schnelle und eine langsame Phase beobachtet; nach der schnellen Phase wird die Richtung angegeben

omnipotent: allmächtig, alles könnend und alles im Griff habend. Fragwürdige Selbsteinschätzung von Systemen, Organisationen, aber auch einzelner Menschen

OAE (Otoakustische Emissionen): Die äußeren Haarzellen im Innenohr können spontan und verändert auch bei Schallreizen selbst Schallwellen erzeugen, die mit Hilfe feinster Mikrophone im Gehörgang aufgenommen und speziell diagnostiziert werden können

Phonophobie: Überempfindlichkeit vor bestimmten Geräuschen, die nicht unbedingt sehr laut sein müssen: z.B. Computerlüfter, Schulhoflärm u.ä.; zentral ist dabei eine Angstreaktion vor der Schallquelle

Pinocchio: Aus der Kinderliteratur (Roman des Italieners Carlo Collodi) bekannte Holzpuppe, die, nachdem sie fertiggeschnitzt ist, unerwarteterweise ein Eigenleben zu leben beginnt, bis sie schließlich, nach vielen Wirren, in einen echten Menschen verwandelt wird

Primaten: Die höchstentwickelten Säugetiere

Projektion: psychischer Vorgang, bei dem jemand unbewußt seinem Gegenüber Eigenschaften, Gefühle und Impulse zuschreibt (projiziert), die aus der eigenen Reaktions- und Erlebniswelt stammen, dabei ist der Betreffende davon überzeugt, daß der Andere genauso ist, wie er ihn wahrnimmt

Recruitment: Geräuschempfindlichkeit bei Schwerhörigkeit und auf den Bereich der Schwerhörigkeit begrenzt, z.B. bei Hochtonschwerhörigkeit auf laute, hochfrequente Geräusche; es handelt sich hier um ein physikalisch-physiologisches Phänomen, das sich dadurch erklärt, daß bei Schädigung von äußeren Haarzellen laute Töne und Geräusche nicht mehr ausreichend gedämpft werden

Ressourcen: Hilfsmittel, Quellen: etwas, auf das man zurückgreifen kann, wie z.B. erworbene Fähigkeiten oder Energiequellen wie Naturverbundenheit, Freundeskreise, religiöse oder andere Lebenserfahrungen, die einem in Krisen weiterhelfen können

Retraining-Therapie: audiologische Therapie aus den angelsächsischen Ländern (Großbritannien, USA), bei der mit akustischem Umgebungsrauschen und aufklärender Beratung und Begleitung Tinnituspatienten behandelt werden. In Deutschland sind Erfahrungen aus dieser Therapieform weiterentwickelt und in die hier schon traditionelle Hörtherapie integriert worden (daher der Name „Retraining- und Hörtherapie")

Rezidiv: Rückfall

Schmerzskoliose: Wirbelsäulenverkrümmung, die als Schonhaltung entsteht, wenn in dieser Haltung sich ein Rückenschmerz bessert

strukturelle Störung: Nach analytischen Theorien unterscheidet man die instanzen des „Ich", „Es" und „Über-Ich" *(„Ich-Kompetenz"*)*; während bei den sog. *Neurosen** von einer relativen Stabilität dieser drei seelischen Instanzen ausgegangen wird, liegt bei strukturellen Störungen eine ungenügende Ausbildung der wichtigen Ich-Instanz vor; hier finden sich dann teilweise schwerwiegende Verarbeitungsstörungen und Abwehrmechanismen, die z. B. in der im Text beschriebenen Projektion* und Spaltung ihren wichtigsten Ausdruck haben

Supervision: wichtiges Hilfsverfahren zur Selbstkontrolle, Selbsterfahrung und zum Strukturverständnis der eigenen Tätigkeit in therapeutischen, pädagogischen u.a. Arbeitsfeldern; Supervision rechtfertigt sich aus der Einsicht, daß niemand immer über alles Übersicht und Durchblick haben bzw. behalten kann, da jeder als Teil eines Systems immer einen kleinen „blinden Fleck" in der Beurteilung des eigenen Tuns und der gesamten Verhältnisse hat; daher ist es sinnvoll, einen externen Spezialisten (den Supervisor) zu beauftragen, sich die Dinge einmal vorurteilsfrei von außen anzuschauen und allen Mitarbeitern zu helfen, ihr Tun aus dieser neuen Perspektive kritisch zu hinterfragen; leider wird diese Möglichkeit von Ärzten, Lehrer, Politikern immer noch viel zu selten genutzt

symbiotisch: Abhängig zusammenlebend mit psychischer Verschmelzungstendenz

Thalamus: wichtiges Zwischenhirnzentrum u.a. zur Filterung, Sensibilisierung und Aufmerksamkeitssteuerung von Sinnesreizen

Tinnitusfrequenz: Die Tonhöhe, bei der der Tinnitus gemessen werden kann

Trauma: griech. Wunde; wird in der Bedeutung auch für Gewalteinwirkungen bzw. heftige Verletzungen körperlicher und/oder psychischer Art verwandt, insbesondere, wenn sie zu Folgereaktionen geführt haben

Tranquilizer: Beruhigungsmittel, hauptsächlich bekannt als Diazepemamabkömmlinge und Bariburate; hier besteht eine deutliche Suchtgefahr im Gegenstaz zu den Antidepressiva

Triangulierung: wörtl. „die dreifache Verankerung", bezeichnet die gelungene psychische Situation des Kindes, wenn dieses sich selbst als unterschiedlich von Vater und Mutter empfinden und zu beiden einen tragenden Kontakt herstellen kann

Literatur

Ahrens, S. (Hg.) (1997). Lehrbuch der psychotherapeutischen Medizin. Stuttgart: Schattauer.

Al Huang, Ch. (1994). Tai Ji, 6.Aufl. München: Gräfe & Unzer.

Biesinger, E. (1996). Die Behandlung von Ohrgeräuschen, Stuttgart: Trias.

Bölts, J. (1994). Qigong – Heilung mit Energie. Freiburg/Br.: Herder.

Brähler, E. (1995). Körpererleben. Gießen: Psychosozial-Verlag.

Dornes, M. (1993). Der kompetente Säugling. Frankfurt: Fischer.

Dürr, H-P. (1995). Die Zukunft ist ein unbetretener Pfad. Freiburg i. Br.: Herder.

Ende, M. (1973). Momo. Stuttgart: Thienemanns.

Flehmig, I. (1987). Normale Entwicklung des Säuglings und ihre Abweichungen. Stuttgart: Thieme.

Goebel, G. (Hg.) (1992). Ohrgeräusche. Psychosomatische Aspekte des komplexen chronischen Tinnitus. Berlin: Quintessenz.

Hauptmann, H. (1991). Homöopathie in der kinderärztlichen Praxis. Heidelberg: Haug.

Heinl, H. (1992). Körpertherapie in der Praxis. In: Buchheim, Cierpka, Seifert (Hg.), Lindauer Texte. Heidelberg: Springer.

Hesse, G., Nelting, M. & Schaaf, H. (Hg.) (1997). Tinnitus: Leiden und Chance, München: Profil.

Hoffmann, S. O. & Hochapfel, G. (1995). Neurosenlehre, Psychotherapeutische und Psychosomatische Medizin. Stuttgart: Schattauer.

Hoke, M. & Hoke, E.S. (1997). Wandel in Diagnostik und Therapie: Auditorische reiz- und ereigniskorrelierte Potentiale und Magnetfelder in der audiologischen Diagnostik. In: Verhandlungsbericht der Deutschen Gesellschaft für HNO-Heilkunde. Heidelberg: Springer.

Holtmann, H.: Tinnitus-Bewältigungsstrategien, unveröff. Manuskript, Tinnitus-Klinik Bad Arolsen, 1996.

Jäger, B., Hesse, G., Nelting, M. & Lamprecht, F. (1998). Die psychosomatische Begutachtung des dekompensierten, chronisch-komplexen Tinnitus. Stuttgart: Gentner, MedSach, 5 (i. E.)

Kröner-Herwig, B. (1997). Psychologische Behandlung des chronischen Tinnitus. Weinheim: Beltz-PVU.

Lamparter, U. et al. (1993). Zur Frage der pränatalen akustischen Wahrnehmung, Psychotherapie, Psychosomatik, medizinische Psychologie 43.

Lempert, T. (1994). Schwindel, was steckt dahinter? München: Piper.

Matschke, R. G. (1990). Untersuchungen zur Reifung der menschlichen Hörbahn. Stuttgart: Thieme.

Michel, O. (1994). Der Hörsturz. Stuttgart: Thieme

Moegling, K. (Hg.) (1997). Tai Chi Chuan und Gesundheit/Krankheit. Köln: Sport & Buch Strauß.

Montagu, A. (1995). Körperkontakt. 8. Aufl. Stuttgart: Klett-Cotta.

Nelting, M. (1996). Alternative Medizin. In: Tinnitus-Liga (Hg.), Tinnitus – Was Tun. Wuppertal: Deutsche Tinnitus-Liga.

Nelting, M. (1997). Indikationen stationärer Therapie bei chronisch komplexem Tinnitus, unveröffentlichtes Manuskript, Tinnitus-Klinik, Bad Arolsen.

Papousek, M. (1994). Vom ersten Schrei zum ersten Wort. Bern: Huber.

Petzold, H. G. (1993). Integrative Therapie, Bd.2/2. Paderborn: Junfermann.

Petzold, H. & Sieper, J. (Hg.) (1996). Integration und Kreation, Bd. 1. Paderborn: Junfermann.

Porsch, U. (1997). Der Körper als Selbst und Objekt, Göttingen: Vandenhoeck & Ruprecht,

Qing Bo, S. (1997). Unveröffentliche Skripten Tai Chi/Qi Gong, Laoshan-Zentrum Hamburg/QingDao.

Schaaf, H. (1998). Morbus Meniére, Springer, 2. neubearb. Aufl. Heidelberg: Springer.

Schöttl, W. (1991). Die craniomandibuläre Regulation. Heidelberg, Hüthig.

Tinnitus-Klinik Bad Arolsen (Hg.) (1996). Möglichkeiten der Hyperbaren Sauerstofftherapie. Arolser Schriften Bd. 1, Selbstverlag.

Tinnitus-Klinik Bad Arolsen (Hg.) (1997). Praktische Aspekte der Retraining- und Hörtherapie. Arolser Schriften Bd. 2. München: Profil; Arolsen: Tinnitus-Klinik.

Tinnitus-Klinik Bad Arolsen (Hg.) (1998) Hyperakusis. Grundlagen und Behandlung der Geräuschempfindlichkeit. Arolser Schriften Bd. 3. München: Profil; Arolsen: Tinnitus-Klinik.

Uexküll, Th. v. et. al. (1997) Subjektive Anatomie. 2.Aufl. Stuttgart: Schattauer.

Upledger, J. E. & Vredevogt, J. D. (1989). Lehrbuch der Kraniosakral-Therapie. Heidelberg: Haug.

Spezielle Literaturangaben zur Manuellen Medizin

Atwood, H. (1994). Neurophysiologie. Stuttgart: Schattauer.

Biesinger, E. (1993). Chirotherapeutische Faktoren bei Erkrankungen in der HNO-Heilkunde. HNO aktuell 1, 299-304.

Decher, H. (1969). Die cervikalen Syndrome in der Hals-Nasen-Ohren-Heilkunde. Stuttgart: Thieme.

Dvorak, J. (1983). Manuelle Medizin. Stuttgart: Thieme.

Gutmann, G. (1981). Funktionelle Pathologie und Klinik der Wirbelsäule, Bd. 1. Stuttgart: G. Fischer.

Itoh, K., H. Kamiya, A. Mitani, Y. Yasui, M. Takada, & N. Mizuno (1987). Direct projections from the dorsal column nuclei and the spinal trigeminal nuclei to the cochlear nuclei in the cat. Brain Research, 400, 145-150.

Kehr, P. (1985). Chirurgie der Arteria vertebralis an den Bewegungssegmenten der Halswirbelsäule. In: G. Gutmann (Hg.), Funktionelle Pathologie und Klinik der Wirbelsäule. Bd. I, Teil 4. Stuttgart: G. Fischer.

Lewit, K. (1997). Manuelle Medizin. Heidelberg: Barth.

Neuhuber, W. L. & Bankoul, S. (1992). Der Halsteil des Gleichgewichtsapparates. Verbindung zervikaler Rezeptoren zu Vestibulariskernen. Manuelle Medizin. 30, 53-57.

Rohen, J. (1994). Funktionelle Anatomie des Nervensystems. Stuttgart: Schattauer.

Spoendlin, H. & Lichtensteiger, W. (1967): The sympathetic nerve supply to the inner ear. Archiv für klinische und experimentelle Ohren-, Nasen- und Kehlkopfheilkunde, 189, 346-359.

Wolff, H.-D. (1988). Die Sonderstellung des Kopfgelenkbereichs. Berlin: Springer.

Wolff, H.-D. (1996). Neurophysiologische Aspekte des Bewegungssystems. Berlin: Springer.

**DAS STANDARDWERK
ZUM KONZEPT UND ZU DEN THERAPIEANSÄTZEN
STATIONÄRER ARBEIT DER
TINNITUS-KLINIK GROSSE ALLEE AROLSEN:**

Gerhard Hesse, Manfred Nelting, Helmut Schaaf (Hg.)

Tinnitus: Leiden und Chance

mit Beiträgen von
W. Eschler, G. Hesse, M. Nelting, H. Schaaf, L. Thimm
1997, 128 S., DM 29,80, ISBN 3-89019-417-6
(Reihe Tinnitus-Bibliothek Band 1)

Inhalt:
Einführung. Das Ohr und seine Verletzlichkeit:
die Folge eines Evolutionsdefizits *(Gerhard Hesse)*
Möglichkeiten stationärer Behandlung des chronisch komplexen
Tinnitus-Leidens *(Manfred Nelting)*
Hören: ein komplexer Vorgang mit phantastischen Täuschungs-
möglichkeiten. Anatomische und physiologische Grundlagen des
Tinnitus-Leidens *(Helmut Schaaf)*
Lernen, den Tinnitus zu überhören. Wahrnehmungs- und
Habituationstraining *(Gerhard Hesse, Werner Eschler)*
Schlaflos durch Tinnitus? Schlafstörungen bei Tinnitus-Betroffenen
(Helmut Schaaf, Werner Eschler)
Signale der Seele. Psychotherapie als Baustein zu ganzheitlichem
Tinnitusverständnis *(Lydia Thimm)*
Nicht Hörsturz, nicht Menière. Fluktuierender Tieftontinnitus und
wiederholter Tieftonverlust bei Endolymphschwankungen
(Helmut Schaaf, Gerhard Hesse, Manfred Nelting)
Was den Tinnitus schwinde(l)n läßt:
Die MenièrescheKrankheit *(Helmut Schaaf)*
Wie der dicke Zeh das Tinnituserleben verändern kann
(Helmut Schaaf)
Alternative Heilmethoden *(Manfred Nelting)*
Ausblick: Tinnitus als Chance? *(Helmut Schaaf)*
Glossar

Profil Verlag München Wien

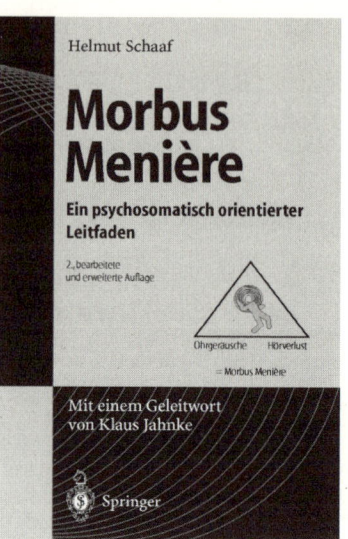
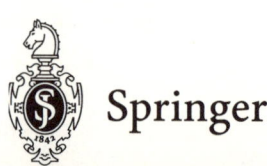
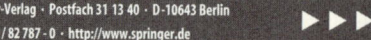

Fortschritte der Tinnitustherapie:
Arolser Schriften

Tinnitus-Klinik Arolsen (Hg.)

Bd. 1:
Möglichkeiten der hyperbaren Sauerstofftherapie,
der (Hörgerät-) Maskierung und der
stationären Behandlung des chronisch komplexen Tinnitus
1997, 80 S.,
ISBN 3-931598-00-4

Bd. 2:
Praktische Aspekte der Retraining- und Hörtherapie
1998, 88 S.,
ISBN 3-89019-439-7

Bd. 3:
Hyperakusis:
Grundlagen und Therapie der Geräuschempfindlichkeit
1998, ca. 90 S.,
ISBN 3-89019-469-9

Profil Verlag München Wien

Tinnitus-Klinik Arolsen

Deutsche Tinnitus-Liga (DTL)

Die DTL ist eine private Initiative von Tinnitusbetroffenen. 1986 gegründet, hat sie sich in 10 Jahren zu einer angesehenen gemeinnützigen Organisation mit über 20.000 Mitgliedern entwickelt. 800 Professoren, Ärzte, Psychologen, Hörgeräte-Akustiker und sonstige Fachleute haben sich ihr als fördernde Mitglieder angeschlossen.

Die Bundeszentrale in Wuppertal verfügt über ein modernes Büro mit zehn angestellten und weiteren ehrenamtlichen Mitarbeitern. In Berlin und Hamburg gibt es Kontaktbüros.

Aufgabenbereiche der DTL sind nach ihrer Satzung u. a.
- Mitgliederbetreuung, Förderung der Selbsthilfe
- Förderung der Ärzteausbildung
- Förderung von Forschung und Lehre
- Gesundheitliche Aufklärung
- Rehabilitation
- Prophylaxe, insbesondere im Lärmbereich
- Hilfe für Morbus Menière-Betroffene

Die DTL finanziert sich fast ausschließlich aus den Beiträgen (85 DM p. a.) und Spenden ihrer engagierten Mitglieder. Bei geringem Einkommen kann der Beitrag ermäßigt werden.
Sie stellt gerne eine Informationsbroschüre zur Verfügung. Postkarte genügt.

Info-Telefon (u.a. mit simulierten Ohrgeräuschen): 0202/19701

Anschrift:
Deutsche Tinnitus-Liga e. V., Postfach 349, 42353 Wuppertal
Telefon: 0202/246520, Fax: 0202/4670932

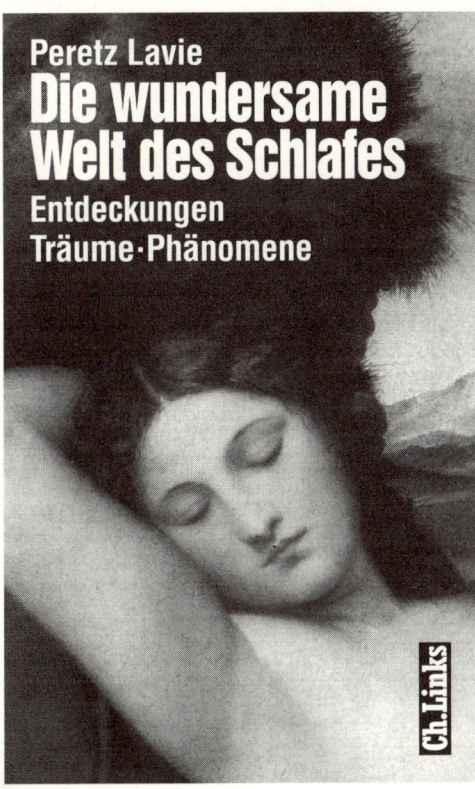
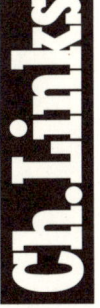